U0197029

"珍妮从进食障碍中康复的历程让我备受鼓舞。她将内心深处的真挚和智慧化作洞见、希望和动力,用来帮助那些正在和他们的身体以及他们自己斗争的人们。这本书令人深受鼓舞。对于每一位进食障碍患者,或者关心神经性厌食和贪食症患者的人们来说,这本书都是必读书目。"

——安·卡尼-库克(Ann Kearney-Cooke)

博士,哥伦比亚大学杰出学者,性别差异医学合伙人,《改变你的想法,改变你的身体:四十岁后对自己和身体仍旧感觉良好》[1]作者

"《与进食障碍分手后的生活》正是与进食障碍战斗着的人们所需要的书籍。这本书突破了传统的'康复'链条的边界,达到了'新生活'的境界。不论读者是父母、患者还是领域专家,珍妮独具特色的才智、幽默和真诚都能帮助他将目光超越疾病,转而关注真正重要的因素——人。珍妮再次为读者提供了永恒的希望,并且鼓励读者付诸行动。"

——科尔斯滕·哈格隆德(Kirsten Haglund)

2008 年度美利坚小姐

"在《与进食障碍分手后的生活》里,珍妮给予我们承诺,向我们描绘在切实、彻底地从进食障碍中康复之后,生活将会发生哪些改变。珍妮向我们承诺了'完全的自由',告诉我们充满爱、充满欢笑、充满真正幸福的生活近在眼前。谢谢你,珍妮。谢谢你和我们分享你的康复历程,谢谢你向饱受进食障碍折磨的人们说:'你们能行!'"

——姬蒂·韦斯廷(Kitty Westin)

文学硕士,持证心理学家,进食障碍研究、政策与行动联合会主席

---

[1] 《改变你的想法,改变你的身体:四十岁后对自己和身体仍旧感觉良好》:
Change Your Mind, Change Your Body: Feeling Good About Your Body and Self After 40,目前暂无中译本。——译者注

"这本书是《与进食障碍分手》的姊妹篇，它充满了同理心，能够鼓舞到每一个经受进食障碍困扰的人。这本回忆录十分坦诚，其格局已经超越了进食障碍，能够给所有绝望的人以希望。在经历了与身体的搏斗、与饮食的战争以及心理上的斗争之后，珍妮变得更加明智、快乐和真诚，并且和我说：'生活从未如此美好'。再见，进食障碍；你好，崭新的生活！"

——伊芙琳·特里弗雷（Evelyn Tribole）

科学硕士，注册营养师，《减肥不是挨饿，而是与食物合作》共同作者

"很多进食障碍的患者都会问：'脱离了进食障碍的控制，我的生活会怎样？'珍妮·谢弗的《与进食障碍分手后的生活》给出了一个有力的回答。谢弗通过凸显她自己康复路上的困难，证明了每个选择踏上康复之路的人都有希望。正如她所说：'康复之后，一切皆有可能！'"

——杰丝·韦纳（Jess Weiner）

《一个非常饥饿的女孩，以及生活不会从现在的五磅开始》[1]作者

"阅读珍妮·谢弗的第二本书《与进食障碍分手后的生活》时，读者不仅能够学会如何爱上生活，更会爱上这本书。珍妮精心讲述了她的康复之旅，所讲的故事既实用，又充满诗意和希望。在这本书里，珍妮自内心深处审视，从身体和心灵两个层面，总结了想要摆脱进食障碍的顽强控制需要付出的代价。无论是医生还是患者都能获益良多。书中许多内容尤为有益：对身体意象的重点讨论，想要摆脱对疾病的身份认同所必须采取的步骤，以及当我们感到'很不错'的时候，如何克服同时出现的'奇怪'感。"

——阿德里安娜·雷斯勒（Adrienne Ressler）

注册硕士社会工作者，注册进食障碍专家，美国伦弗鲁中心基金会国家培训主任

---

[1] 《一个非常饥饿的女孩，以及生活不会从现在的五磅开始》：*A Very Hungry Girl and Life Doesn't Begin 5 Pounds from Now*，目前暂无中译本。——译者注

与进食障碍分手后的生活

Goodbye Ed, Hello Me

从进食障碍中康复并爱上生活的旅程

原著 〔美〕珍妮·谢弗

主译 李雪霓 曹 献

译者 李雪霓 曹 献

李雨知 韩 煦

北京大学医学出版社

YU JINSHI ZHANG'AI FENSHOU HOU DE SHENGHUO

图书在版编目（CIP）数据

与进食障碍分手后的生活 / （美）珍妮·谢弗
(Jenni Schaefer) 原著；李雪霓，曹献主译. —北京：
北京大学医学出版社，2023.2
书名原文：Goodbye Ed，Hello Me
ISBN 978-7-5659-2701-0

Ⅰ. ①与… Ⅱ. ①珍… ②李… ③曹… Ⅲ. ①神经性
厌食症－防治 Ⅳ. ① R749.92

中国版本图书馆 CIP 数据核字（2022）第 139120 号

Jenni Schaefer
Goodbye Ed，Hello Me
978-0-07-160887-9
Copyright © 2009 by Jennifer Schaefer.
All Rights reserved. No part of this publication may be reproduced or transmitted
in any form or by any means, electronic or mechanical, including without
limitation photocopying, recording, taping, or any database, information or
retrieval system, without the prior written permission of the publisher.
This authorized Chinese translation edition is published by Peking University
Medical Press in arrangement with McGraw-Hill Education（Singapore）Pte.
Ltd. This edition is authorized for sale in the People's Republic of China only,
excluding Hong Kong, Macao SAR and Taiwan.
Translation Copyright © 2023 by McGraw-Hill Education（Singapore）Pte. Ltd
and Peking University Medical Press.
版权所有。未经出版人事先书面许可，对本出版物的任何部分不得以任何方
式或途径复制传播，包括但不限于复印、录制、录音，或通过任何数据库、
信息或可检索的系统。
此中文简体翻译版本经授权仅限在中华人民共和国境内（不包括香港特别行
政区、澳门特别行政区和台湾）销售。
翻译版权 © 2023 由麦格劳 - 希尔教育（新加坡）有限公司与北京大学医学出
版社所有。
本书封面贴有 McGraw-Hill Education 公司防伪标签，无标签者不得销售。
北京市版权局著作权合同登记号：01-2021-6935

与进食障碍分手后的生活

主　　译：李雪霓　曹　献
出版发行：北京大学医学出版社
地　　址：（100191）北京市海淀区学院路 38 号　北京大学医学部院内
电　　话：发行部 010-82802230；图书邮购 010-82802495
网　　址：http://www.pumpress.com.cn
E-mail：booksale@bjmu.edu.cn
印　　刷：北京信彩瑞禾印刷厂
经　　销：新华书店
策划编辑：药　蓉
责任编辑：陈　然　娄新琳　　责任校对：靳新强　　责任印制：李　啸
开　　本：880 mm×1230 mm　1/32　印张：9.125　字数：180 千字
版　　次：2023 年 2 月第 1 版　2023 年 2 月第 1 次印刷
书　　号：ISBN 978-7-5659-2701-0
定　　价：58.00 元
版权所有，违者必究
（凡属质量问题请与本社发行部联系退换）

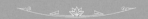

献给与我并肩作战的Ed斗士们；

献给正在努力康复中的人们、已经康复了的人们，

还有他们的家人和朋友；

献给所有在进食障碍领域里为了痊愈的希望而不遗

余力工作的专业人士。

目录

*代表该章节末有练习

中文版前言

十年前，我主持翻译了《与进食障碍分手》。不出所料，那本书为国内许许多多的进食障碍患者和家人带去了康复的希望和动力。其实，在那之后不久，我就得到了本书的英文原著 *Goodbye Ed, Hello Me*。当时只是简单地浏览，我就有一种感觉——它是我的患者所需要的，它讲述的是躲在进食障碍背后的问题，是每个离开进食障碍后的人必须面对的问题。不过，当时因为忙于其他事务，翻译这本书的心愿种子被搁置了。这一搁就是十年。

十年后，我对进食障碍这个疾病的认识已经不同往昔，除了仍旧坚持强调要尽快跟进食障碍分手之外，我对患者为何坚持进食障碍的身份和行为有了更深入的理解。正如珍妮所说，离开进食障碍就像要让自己变成左利手，应对生活的种种挑战，不再是得心应手，而是变得笨拙和尴尬。那种滋味，难怪"分分钟"想放弃。书中提到的和我在临床上看到的一样，很多进食障碍患者症状的好转是以出现其他替代行为为代价的，如酗酒／性滥交／网瘾／自伤自杀／购物狂等，这些问题行为造成的伤害一点儿不比进食障碍少。而想要真正远离进食障碍，同时不染上其他问题，他们需要持之以恒地接受帮助，不

V

断学习、练习，把自己真正变成左利手。要怎样才能做到？书中给出了珍妮的答案。

　　珍妮的这本书沿袭了《与进食障碍分手》的几大特征。其一是幽默和篇幅短小。这让读者更容易被吸引，并且至少完整读完某一章节，从而容易受益。其二是真实。如果说《与进食障碍分手》真实呈现了陷在进食障碍中挣扎的感受和事实，这本书呈现的则是从进食障碍中出来后不得不面对的感受和事实。珍妮在书中分享了她的关系问题，包括"社恐"和亲密关系；分享了她的个人问题，包括自我怀疑、自我否定和完美主义；也分享了她的情绪问题，有恐惧，有悲伤，有愤怒，也有孤独和空虚。这里的问题几乎没有是来自进食障碍的，反而是每个人，包括我自己在内都可能会遇到的。从这本书里我们看到的是，无论是进食障碍的行为，还是其他替代行为，都不过是逃离上述问题的手段而已。而珍妮的坦诚让我们知道，即使在成功出版了一本畅销书后，她的康复和生活也并非一帆风顺，同时她也告诉了我们她是怎样坚持下来的。这种真实是如此触手可及，让人感到拉住她的手就可以一起走！其三是实用。书里插入的方法和练习都是珍妮"亲测"有效的。"不能分享自己没有的东西"，这让珍妮的书变得格外值得信任，值得效仿。榜样的力量是无穷的，就像珍妮的人生导师在她康复中的作用一样，珍妮也可以成为更多人的人生导师，引领他们走过人生这一段关键的旅程。

　　还有特别想提到的是，在最近五年的时间里，我带领团队学习和实践"辩证行为疗法"。这听上去很拗口的疗法，说白了就是要教会患者熟练、自然地使用新的、有效的生活技能，替代曾经的问题行为，去应对生活难题。有趣的是，当我机缘巧合地重新拿起珍妮的这本书阅读时，我竟然发现她讲述的故事、使用的方法，跟我们现在的实践是如此契合！这真的令我兴奋不已。迫切期待本书中文版的面世，期待更多的患者在这些方法的帮助下能走出进食障碍，并且能过好之后的生活。

北京大学第六医院

李雪霓

　　我从进食障碍中康复之时，比珍妮·谢弗出生还要早上许久。但如今我们在同一个团队里共事，一同帮助他人战胜病魔。

　　珍妮已经在和进食障碍的战斗中取得了完全的胜利，同时她还带着那份珍贵的智慧、感恩的心，以及能量和热情去鼓舞他人赢得胜利。说出来有些难以置信，在我从进食障碍中康复的那个年代，和进食障碍相关的书还一本也没有呢。我是一个独行者，不仅因为我患过的疾病鲜为人知；更重要的是，我康复了，而且还成为了一名治疗师，致力于让其他人也达到彻底康复。

　　多年以来我一直听到人们说，能够见到从进食障碍中康复了的人们很有意义，甚至可以说非常关键。不止我自己的患者有这样的想法，其他经受进食障碍折磨的人们也这样认为。如此，他们才能相信，自己也可以依靠自身力量摆脱进食障碍，获得痊愈。一些专业人士建议我要小心，不要过多地把自己定位成一个康复者的身份。一位进食障碍领域的带头人问我："你是想让别人将你视作一个康复了的厌食症患者，还是视作一个优秀的治疗师？"听闻此言，我忧心忡忡。但很快我就想通了，我可以同时拥有这两个身份，而且我也确实拥有这种双重身份。

多年以来，成为康复的榜样、成为希望的源泉已经变成了我工作的一部分。而珍妮则赋予了这项工作新的深度和高度。通过她的文字、歌曲、工作坊以及她充实的生活，在进食障碍这个疯狂的世界里，珍妮已经成为痊愈希望的新源泉。

既然你已经翻开了这本书，那么你一定也渴望着更好的生活，渴望着摆脱进食障碍，获得自由。这本书就是告诉你如何才能真正获得自由。在这本书中，你可以得到如何走向完全康复的指引，而更重要的是，你能知道如何在生活中获得快乐和平和。本书描述了珍妮重新找回自己，并且获得充实生活的旅程。她将这一过程分享出来，能够让许多人做成同样的事情，达到康复。将智慧结晶融入这本书里的，还有珍妮在进食障碍领域里的许多导师，包括克雷格·约翰逊、辛西娅·布利克、奥维迪奥·贝穆德斯、伊芙琳·特里弗雷，以及珍妮的一些女性主义者知音，比如安妮塔·约翰斯顿和玛戈·缅因。珍妮将她所做的一切呈现在了这本书的字里行间。

当我第一次见到珍妮时，她仍然描述自己的状态是"在康复中"。我向她询问原因，并解释说，"在康复中"一词的含义太宽泛了。我想知道这个词对使用它的人来说到底意味着什么。我还担心她关于 Ed 的表述，因为我经常遇到患者会将 Ed 这一比喻当作他们行为的借口——"是 Ed 让我这么做的。"关于以上两个问题，在过去的几年里珍妮诚实地审视着她自己，并在这本《与进食障碍分手后的生活》中给出了回答。这个回答远远超越了对问题本身的讨论。

在本书中，珍妮讨论了将自己的状态称为"已经康复"在多大程度上是恰当的，以及这对她而言的意义所在。珍妮的讨论中没有评判，所以也为你留下了空间，让你自行寻找适合描述自身现状的词汇。这本书不是在教你如何反抗 Ed，而是讨论如何放下过往、应对当下，以及如何爱上自己的身体、过上真实的生活。珍妮在书中说道："我们不能分享自己没有的东西。"于是，你会发现，珍妮是"有"那些东西的。从如何应对完美主义，到如何解决一管瘦腿霜，珍妮不仅带你体验她的亲身经历，还直接引导你将这份经验化为己有。珍妮让康复以及充实的生活对每个人都成为可能，尽管她也清楚康复的艰辛："从进食障碍中彻底康复的过程，就像有人要求我变成左利手一般。"珍妮是对的。我经常问我的患者一个问题："你觉得为什么病情好转会让人如此难受？"我还让患者将这个问题的答案分享给亲密的人听。这个问题不仅能够帮助他人了解病情好转有多么艰难，还会让他人更加了解究竟是什么让患者止步不前。

这本书就是关于如何从止步的地方挣脱出来的。我预料在阅读的过程中，你会有欢笑，也会有眼泪。在某些段落之间，你也许还能找到自己的影子，你也一定会找到事情能够好转的希望。临近结尾的时候珍妮写道："真切的希望，加上切实的行动，是我屡次脱离困境的法宝。但只有希望、没有行动，从来没能让我渡过难关。"我读到这两句话的时候，恰巧是在看过奥巴马总统希望满满的就职演

说之后。我发现他们传递的是同样的信息。无论何种境遇，无论有
何种诉求，人们都需要希望。但他们也需要将希望与行动结合起来。
《与进食障碍分手后的生活》就是一本帮助进食障碍的人们将希望与
行动结合的书。

卡罗琳·科斯丁

注册婚姻和家庭治疗师，文学硕士，教育学硕士

蒙特·尼多治疗中心（Monte Nido Treatment Center & Affiliates）创始人

著有《进食障碍原始资料集》（*The Eating Disorder Sourcebook*）、《节
食的女儿》（*Your Dieting Daughter*），以及《进食障碍 100 问》（*100
Questions and Answers About Eating Disorders*）等

carolyn-costin.com

致谢

　　基于本书中关于完美主义的讨论，我不会试图将这篇致谢臻于完美。实际上，在康复之路上有许许多多的人帮助过我，多到我能写成一本书。在这里我就不列出所有人的名字了，但我从心底深深地感谢你们！

　　感谢我亲爱的家人，感谢你们能够分享我的故事，也将你们的故事分享给我。感谢你们的支持。我深深感激着我的父母，乔·谢弗和苏珊·谢弗。你们是世界上最好的爸爸妈妈。感谢我的哥哥史蒂文·谢弗，以及他的妻子德斯蒂妮，谢谢你们一直陪伴着我，给予我爱和欢笑。你们给我的欢笑里，也有很大一部分源自你们的孩子——安德鲁和艾登。感谢我的弟弟杰弗瑞·谢弗，感谢你一直保持着你的本色。不论我是想讨论这本书，还是想谈谈日常生活，你都一直回复着我的邮件、消息、电话，非常感谢。

　　我还要感谢负责出版的四位老师，是你们出众的才华让这本书得以面世。感谢我的编辑约翰·埃亨，感谢你敏锐的洞察力，以及付出的无穷精力。感谢我的经纪人琳达·洛文塔尔，感谢你从一开始就全心全意相信这本书能够写成。感谢莎拉·佩尔兹和安·普莱尔，感谢你们在《与进食障碍分手》和《与进食障碍分手后的生活》两本书中倾注的热情和专业能力。

感谢每一位《与进食障碍分手》的读者。是你们对《与进食障碍分手》的支持让我得以写下这本《与进食障碍分手后的生活》。此外，对所有帮助过我的治疗专家，我要说一声谢谢。是你们引导着我，不仅让我摆脱了 Ed，还拥有了充满欢乐、平和以及爱的生活。我还要特别感谢特里希·桑德斯［持证专业咨询师（LPC），心理健康服务专家（MHSP）］，感谢你让我能找回自己的声音。

还有所有在康复领域工作，一开始就接受了我的写作成果的优秀专业人士，我向你们致以诚挚的谢意。我要感谢百忙之中安排时间来审校这本书的人们：奥维迪奥·贝穆德斯（医学博士）、迈克尔·贝雷特（博士）、辛西娅·布利克［博士，美国进食障碍协会会员（FAED）］、卡罗琳·科斯丁（注册婚姻和家庭治疗师，文学硕士，教育学硕士，还要谢谢卡罗琳为我写下这么精彩的序言！）、克雷格·约翰逊（博士）、安妮塔·约翰斯顿（博士）、沃尔特·凯（医学博士）、玛戈·缅因（博士）、金伯利·帕斯莫尔［注册营养师（RD），持证营养师（CD）］、阿德里安娜·雷斯勒［注册硕士社会工作者（LMSW）］，以及伊芙琳·特里弗雷［理学硕士，注册营养师（RD）］。感谢你们！有了你们，这本书变得更好了。

感谢林恩·格雷夫，谢谢你在我的写作临近完成之时通读了书稿，并且提出了宝贵的意见，起到了至关重要的作用。感谢马克·施瓦茨（科学博士），感谢你启发我写下了"认识 Ed"一节。感谢桑德拉·克朗伯格［理学硕士，注册营养师（RD）、认证营养师（CDN）］，我永远不会忘记，是你给予了我足够的信任，让我能够离开我的小城加入你的团队。有了你，才有了现在的这一切。

谢谢我的朋友们。我希望我能列出你们每一个人的名字，但这对我来说有完美主义的风险。谢谢戴夫·伯格和乔治娅·米德尔曼，你们不仅是我珍贵的朋友，还是出色的歌手和作曲人。有了你们，我才得以写出书末的那首歌。谢谢梅乐妮·阿尔迪斯、桑迪·埃弗雷特、麦乐迪·罗宾逊，以及亚伦·斯帕克曼，谢谢你们成为我的好朋友，还允许我在这本书中让你们短暂出场。谢谢得克萨斯州科尔维尔市的怀特曼一家（里奇、德布拉、克里斯、尼克，以及尼古拉），你们对我的爱和鼓励（当然还有你们骑摩托带我兜的风）对我来说意义非凡，远超你们的想象。谢谢罗伯·辛贝克能够阅读我的书稿，年复一年地帮助着我，让我的文字得以传播。谢谢威廉·麦克尼斯，你的支持让我得以和全世界的人们逐一分享我的希望。

特别感谢菲尔·麦格罗博士和他的工作人员，感谢你们对我工作的支持，感谢你们在进食障碍知识传播方面付出的努力。

感谢所有曾与进食障碍相遇的人们，是你们激励着我在工作和生活中不断前进。而《与进食障碍分手后的生活》就是一本关于生活的书，谢谢你们！

最后也同样重要的是，我要感谢来自上帝的护佑！

　　第一次结婚时，我逃婚了。婚礼请柬已经贴好邮票，但永远不会寄出。三套粉红的伴娘礼服早已买好，却不会再有人来穿。至于那华丽的婚纱，我还未曾穿过，就卖给了商行。与婚纱相配的缎面鞋，现在应该丢在了衣橱的某个角落。

　　2005 年 8 月 6 日，是我的结婚日。这一天来了又走，留下我孑然一身。当时，我正让我的未婚夫马克牵起我的手，并准备开始与他相伴终生。但最终我却抽离了双手，转过身，离开了。我知道我不能在得克萨斯步入婚姻殿堂，这会铸成大错。因为我的未婚夫并不是我的真命天子。

　　由于婚礼没能按计划举办（这是对他人的说辞），我的婚姻也自然流产。我的亲友们开始担心，我那位分别已久的"前任"会不会来"安慰我、支持我"。他们几乎确信，Ed 会重新占据我的生活。

　　但是，我和 Ed 没有复合。事实上，我根本没有考虑过复合的可能性。在那样一段艰难的时期，我最不需要的就是再把一个更大的麻烦带到生活里了。我付出了旷日持久的努力才和 Ed 分手，所以我决不会再回头。

你可能知道，这位 Ed 就是进食障碍。我在治疗中学会了把进食障碍当成一段关系，而不是当成一种疾病或状态来对待。我学着将其视为一种独特的存在，他独立在我之外，拥有独立的思想、独立的人格。康复过程中，我不断地练习着，试图将 Ed 的声音从我自己的声音里分离出来。我知道说出"你很胖""别吃那个""你还很差劲"这些话的人，不是珍妮，不是我自己，而是 Ed。在康复过程中，我逐渐将 Ed 推走，来为实实在在、真真切切的珍妮腾出空间。Ed 更像是一个家暴的丈夫，所以有时我会说，我和 Ed 离了婚。

即使和马克分手让我极其痛苦，我也没有和 Ed 复合。我和马克之间虽然存在着一些问题（大多数亲密关系也都如此），但真正促使我退回婚戒的是他酗酒的问题。在我看来，我不能和一个经常宿醉，第二天都不记得自己说过什么的人结婚。我感觉似乎他爱酒甚过爱我。从我康复中的个人经验判断，我知道他是爱我的。至少，我理智上知道这一点，而我的心却从未感受到。

总之，在 2005 年 8 月 6 日那天的最后时刻，我没有结婚，既没有和马克在一起，也没有和 Ed 复合。至此，我彻底康复了。

当我在写我的第一本书《与进食障碍分手》的时候，我认为自己从进食障碍中"几乎康复"了。当时我在"康复的路上"走得很顺利，几乎不再有进食障碍的症状，但我仍然会经常和 Ed 聊天。而当我写现在这本书的时候，我已经"彻底康复"。我不仅完全摆脱了进食障碍的症状，也不再和 Ed 聊天了（是的，就是康复到这种程度了！）。为了达到今天的效果，我在"康复的路上"努力了很多年。

《与进食障碍分手后的生活》标志着我从"康复的路上"到"彻底康复"的分界点。对我来说，"彻底康复"不仅意味着完全摆脱进食障碍症状，和我的身体和平相处，保持健康，更意味着我能寻找生命里的欢乐与平和。我不知道这种变化的分界点具体是在何时，但我确信，当我飞跃到了"彻底康复"的阶段后，我需要将这件事情讲述出来。

我特意咨询了我的同事兼朋友卡罗琳·科斯丁，她是一位注册婚姻和家庭治疗师，文学硕士和教育学硕士。因为她第一个来鼓励我，让我认为自己已经"彻底康复"，所以我请她来为这本书作序。感谢她充满智慧的帮助，让我的个人生活，以及对职业前景的展望都焕然一新。只要我把自己看成走在进食障碍"康复的路上"，其实就在生活中给 Ed 留了一席之地。对我来说这就像是个自我应验的谶言：只要我还觉得 Ed 会来纠缠我，他就真的会来。因此我不再持有这个信念。

有必要说明的是，我在初期并没有放松警惕。换句话说，当我刚开始觉得我已经"彻底康复"的时候，我谨慎地设下了心理防线。这不是说我一直生活在对 Ed 卷土重来的恐惧里。实际上我一边坚持接受治疗，一边留心看着他，以防他潜伏在我周围，在我过度自信时伺机捉住我。

在我历经许多艰难险阻，撑过数年没有和 Ed 复合之后，我开始接受并"官宣"自己已经"彻底康复"了。这期间我经历了几个非常艰难的时刻，包括婚约取消、父亲确诊癌症，以及好友逝世。经历这些时，我没有一次想过要和 Ed 复合，一点类似的想法都未曾有过。我也完全不会再在日常生活中使用 Ed 的拟人化称呼，只是在工作中使用 Ed 的语言来做教学。

若你读过《与进食障碍分手》就会知道，在我康复期间，我将我完美主义那一面的想法拟人化，变成了"完美小姐"。在我将进食障碍称作 Ed，并且努力与之分离的阶段，"完美小姐"这一称呼也是一个有效助我摆脱完美主义影响的工具。但在我跟食物有了健康的关系，不再使用 Ed 这一拟人的称呼之后，"完美小姐"的称呼我也不再用了。不幸的是，我依然是个彻头彻尾的完美主义者。（不再从 Ed 处寻求解脱，我便无从释怀我的完美主义，所以它对我的影响更甚以往。）因此，我开始寻找更加通用的说法。所以在这本书中，不会出现"完美小姐"的称呼，但有很多关于"完美主义"的内容。事实上，纠正我的完美主义倾向对我的生活十分重要，所以我会在第 6 部分中专门讲述。不管怎样，对于被完美主义困扰着的读者们来说，如果给它取名会有帮助，那就取个名字。我们要做的是找到行之有效的方法。

本书的第 5 部分讲述如何爱上、滋养并致敬我们的身体。很多年前（我康复之前），每当看到杂志上那些曼妙的身体，我都会想："就算我的身体重回健康，我也不可能再喜欢上它。"我知道一段时间内你可能很难相信我，毕竟我曾经都不相信我自己，但我还是要郑重地说：只要你从进食障碍中康复了，你就会爱上、滋养并且致敬自己的身体！准备好了吗？

消极的身体意象似乎是 Ed 掌控我们的最终手段。即使我们的饮食状况不再紊乱，只要我们还厌恶着自己的身体，Ed 就仍然有机可乘，能够重新占据我们的生活。克服对自己身体的消极印象是我赶走进食障碍的最后一道难关，而最后我的确赶走了他。这对我来说意义非凡，因为消极的身体意象是我的第一个症状。

当时我才四岁，在上舞蹈课时，Ed 就在我耳边轻声细语，说我很胖。随着我逐渐长大，他的声音也越来越响。Ed 怂恿着我节食，导致我开始暴食、清除，当我第一次离开家人，进入大学之后，我很快陷入了厌食和暴食的状态。

因此我甚至还在毕业之后拒绝了升入医学院的录取通知。因为我知道，我的饮食习惯加上完美主义，在那个竞争激烈的环境中一定会击溃我。我没有走上成为医生的道路，而是搬到了有"音乐之城"之称的纳什维尔，成为一名歌手。但是，纳什维尔的竞争同医学院里一样惨烈，唯一的区别在于，我做的事情从学习变成了唱歌。毫无疑问，我和 Ed 一起跌落到了谷底，最终我决定寻求专业帮助。后来，在付出了超凡的耐心和漫长的时间之后，我康复了。

时间和耐心，这两个词语贯穿全书始终。所谓康复就是这样一个过程。当我谈到从进食障碍中康复时，时间的计算不是按月计数，而是按年计数。

本书的另一个高频词是"痛苦"。我曾听一些从酒瘾中康复的人们说："非痛苦无以清醒，非痛苦无以宁静。"这句话对进食障碍患者来说也同样适用。强烈的痛苦常常迫使我作出改变。进食障碍带来的痛苦先是迫使我从进食障碍症状中恢复，又因为改变饮食习惯带给我情绪混乱，例如无法避免完美主义心理，无法处理情绪，无法面对日常生活，迫使我向前一步，最终达到了宁静。如果不是因为进食障碍，我不确信自己能够走到人生中的这一天。Ed 迫使我成为了更加健康的人，如果未曾遇到 Ed，我不会如此健康。我再也不会回到从前，回到进食障碍的状态，那实在是太痛苦了。我深深感激着康复为我带来的收获。

在本书中，我的康复过程有时看上去轻而易举，但这是因为再多的话语也不能充分表达克服进食障碍的艰难险阻。请相信我，从进食障碍中康复是我平生做过的最难的事了。实际上，我从来没有奢求能够彻底康复，但我做到了。

现在，我能够以作家和讲述者的身份和读者们分享我的故事，我非常荣幸。现在我依然住在纳什维尔这座音乐之城。而且非常不错的是，我能够把音乐纳入我的工作中。如果你有兴趣翻看一下书后的新歌，就会注意到这首歌不只是关于进食障碍的。因为我现在已经彻底康复，所以我的创作、我的歌唱可能涉及各种内容。如果我的下一本书是关于约会、关于音乐的作品，甚或是一本小说，诸位读者也不要惊奇。当你远离 Ed、拥抱生活的时候，你也会发现生活中的无穷可能。

由于我和 Ed 很久没有聊天了，所以《与进食障碍分手后的生活》这本书更多的是关于生活而不是关于 Ed 的。你已经了解 Ed 有多么可怕了，但是还未曾了解生活可以有多么精彩。而且你可能也不了解珍妮，那个被进食障碍挡住的我。当我和你讲述我的经历时，希望你也能够了解我。

在我康复的过程中，灵性是非常重要的因素。我会分享一些我所学到的东西，同时，我也知道每个人都可能有不一样的信仰，可能是从不同的途径获得的。这些我都欣然接受。在本书里我不会拥护某种宗教，但我非常支持人们找到比自己更加强大的寄托。找到更强大的力量源泉是我从嗜酒者互诚协会的"十二步"[1]中学到的。"十二步"是一系列面对生活和寻求康复的灵性原则，在该协会的《大书》[2]里被首次阐述。

我决定将我的更高力量称作"上帝"，有时用"他"来

---

[1] "十二步"：嗜酒者互诚协会遵循的康复原则。互诚协会用"十二步"逐条陈述了从酒精成瘾中康复需要做的事项。按照"十二步"康复原则来生活，就可以让成瘾者重新过上值得过的生活，并保持清醒。这套原则现已被广泛应用于成瘾性行为和疾病的戒除治疗中，包括进食障碍的治疗。——译者注
[2] 《大书》（*The Big Book*）：嗜酒者互诚协会的基本读物，由创始人之一威廉·格里菲斯·威尔逊所著，亦被协会成员称为《大全》。——译者注

指代。然而，对于喜欢使用女性"她"的读者，我也非常理解，乐于接受。当你看到"上帝"或者相关的词语时，可以把它们转换成任何一个对你有意义的名字或者概念。

即使你不清楚自己康复的程度，甚至还没迈出开始治疗的第一步，我也要将这本《与进食障碍分手后的生活》献给你。如果你曾听到 Ed 在耳边低语，即使他只是开玩笑般在说"你应该减减肥"，那这本书也是为你准备的。这本书适合你，与年龄、民族、性别、具体的进食障碍类型、有无诊断无关。尽管我显然是从女性视角出发来写作的，但我有个目标：让这本书同样适合男性。我曾遇到过许多勇敢的男性，他们直面进食障碍，与我分享他们的故事。是他们激励着我，立下了这个目标。

这本书可以鼓励你，引导你，但不能拯救你。唯一能拯救你的，是你自己。要想获得拯救，一个重要的办法就是得到专业人士的帮助，他们受过治疗进食障碍的专业训练。不论是门诊还是住院治疗都很昂贵，大多数人可能都会在预算上遇到些困难（我就十分困难）。但我听人们说："有钱就去寻求专业帮助，没有钱也要寻求专业帮助。"换句话说，无论如何都要去做，不计代价。（书后的列表中提供了一些资源，可以作为参考）

有了心理治疗师的协助，你就可以组建起自己坚实的支持团队，其中除了你的心理治疗师之外，还会有营养师、医生、其他必要的卫生保健人员等。另外，家人和密友也可以加入进来。无论何时，你都要对支持团队说实话。在我收到的一些邮件里，有患者向他们的配偶、孩子隐瞒自己的进食障碍长达二十年甚或更久。而当克服了羞耻心，不再隐瞒之后，他们才得到了真正的帮助，得以最终疗愈。

有专业治疗人员将《与进食障碍分手》指定为患者亲友的阅读材料，而他们在阅读之后反馈说：了解了进食障碍患者的内心世界让他们获益良多。听到这些让我又惊又喜。和《与进食障碍分手》一样，这本书也可以帮助到你所爱之人。所以在读完后，也许你可以把它分享给妈妈、丈夫、妻子，或者其他人。或者你也可以和你的治疗师、支持团队一起再读一遍。

也许你是在读过《与进食障碍分手》之后，选择了这本《与进食障碍分手后的生活》，但我其实是将后者作为一本独立的作品来写的。如果你想两本都读，阅读顺序无关紧要，两本一起读也可以。

这本书的编排方式类似于《与进食障碍分手》，你可以随心所欲地阅读。这种小单元的编排非常有利于用零散时间来消化内容。你既可以把这本书作为指南，随身携带，也可以放在床头，每晚读一点，或者用其他任何方式来读都没问题。这本书的阅读方法没有对错之分。

另一个和《与进食障碍分手》的相似之处在于，这本书里也会有幽默，毕竟欢笑是一种良药。如果我没有学着去笑，并且真的经常笑出来，我是不会从进食障碍以及生活中其他严重的问题里解脱的（这些可不好笑）。欢笑能让我们客观地看待事物，给予我们前行的希望。

这本书中还包含许多实践练习，题名为"行动起来"。从我自身的成长经历中，我发现只有真正行动起来之后，才能作出真正的改变。思考概念、思考技巧的确也有意义，但是只有实践才能作出改变。摊开你的笔记本吧！或者一支笔、几张纸也可以，付诸行动，去做那些能引起你共鸣的、你相信能够带来改变的练习。而后再和你的治疗师交流成果。

当《与进食障碍分手》指引你跟 Ed 离了婚，这本《与进食障碍分手后的生活》将让你最终下定不再复合的决心，进而与自己连结。这是一场在内心层面，与自己的心智、身体和灵性的结婚典礼。甚至，这本书的 7 个部分都是为了镜映这场婚礼而设的。我们先治愈进食障碍，再治愈我们自己。

由于我已经和进食障碍离了婚（并且跟我自己结婚了），我生活中的支持系统也已经变了。在《与进食障碍分手》一书中，我写了很多关于我的治疗团队的内容，包括我的心理治疗师汤姆·拉特利奇（执业临床社工，是他告诉了我可以将进食障碍拟人成 Ed），以及我的营养师和医生们。在这本书里，我也提到了当时的团队。但我实际上已经很多年没有再寻求他们的帮助了。我非常感激他们曾经不辞辛劳地支持着我，在康复之路上一直陪伴着我，并且让我得以走上自己的生活轨道。

我也脱离了在《与进食障碍分手》中提到的治疗团体。回首过去，不禁感叹，曾经的我能够加入这个积极向上的团体是何其幸运。（虽然我们不总是成功，但我们一直在追求成功。）如果不是这样的话，我也不会留在里面那么长的时间。我已经多年没有参加团体治疗了，而且和那些伙伴的联系也不多。我们都奔向了自己的生活，或者从学校毕业，或者组建了家庭，或者做了其他有意义的事情。虽然我们在逐渐疏远，但也有着极佳的理由：是因为我们真正投入了各自的生活。

进食障碍的治疗是非常矛盾的。因为治疗的目标是最终康复，终止治疗。这也就意味着要失去一些对我来说非常重要的友谊。这是很可怕的。有时我会畏惧病情的好转，因为我不想有一天再也见不到治疗师，或者退出治疗团体。幸运的是，与此同时，我也在建设自身，准备迎接崭新的、不被 Ed 占据的自由生活。

现在支撑着我生活的，有我的家人，我在纳什维尔和世界各地的朋友，以及亲密的同事们。在我康复的过程中，心理治疗也让我受益良多，所以我也将其作为生活中的支持来源。在我从进食障碍中康复之后，我还见过几个别的治疗师。但是为了删繁就简，本书将他们用"安"这一角色代表。

在工作中，有很多被进食障碍困扰的人一次又一次地问我："**真的**会好吗?"是的，**真的**会好。如果病症**最终**不会好，不会**真的**变好，那么你的治疗师、营养师、医生、亲友和其他人是不会鼓励你如此艰辛地积极治疗的。同样，如果你只能让疾病转向一种温和的状态，只是能勉强应对的话，我也决不会鼓励你踏上这让人流血、流汗、流泪的康复征程的。远离 Ed 的生活是可能的。

没人愿意终其一生在进食问题上小心翼翼，如履薄冰，而且也没必要如此。事实是，你在生活的方方面面都不必如此。进食障碍本来就不是仅仅关乎食物和体重的，所以康复也不是。它还包含其他重要的方面。

进食障碍有可能是你一生中最大的挑战了。如果你和我一样，那么在真正克服了进食障碍之后，生活中的其他困难你都可能应对得游刃有余。届时，你将能够登上山巅，触碰天际。

康复不仅仅意味着摆脱 Ed，还意味着爱上生活。正如我之前说的，你可以将康复看作是和 Ed 离婚，而后与自己结婚。这场婚礼不需要婚纱，不需要玫瑰，也不需要三层蛋糕（其实蛋糕绝对可以有！）。你也不需要穿着白色缎面鞋，才能走上自己的道路。这场婚礼只要有你自己就足够了。为自己庆祝，为生活庆祝。

Ed 肯定是不喜欢看到这场婚礼的，尤其是他没收到婚礼请柬的话。当你一路上和 Ed 斗争着，觉得自己仿佛要散架的时候，一定记得，这时你正在成为你自己。从进食障碍中康复是一个发现自己的过程。你会与他人建立健康的关系，会获得脱离不健康关系的力量。也许像我一样，你会逃掉第一段婚约。就将康复的过程看作是你的一次逃婚吧。

你可以随心所欲地逃婚；随心所欲地翻这本书，略过几页不读；随心所欲地在停车场挑选车位，跳过不喜欢的；但千万不要逃避生活，要跳进生活中去。奔向梦想，作出努力，找回自己。大声对 Ed 说："再也不见！"再用更大的声音对自己说："你好！"

> "感谢上帝赐我残缺，透过它们，我找到我自己、我的职责、我的主宰。"
>
> ——海伦·凯勒

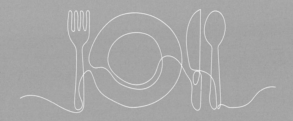

① 愉快离婚

与进食障碍分手

要和Ed离婚，我需要一个康复工具箱，里面装满有效的工具。而我自己亲自去使用这些工具，则比准备好工具更加重要。开始追求脱离Ed的生活，意味着我需要从治疗过程中学到东西，而后坚持不懈地应用到康复过程中去。这也意味着我要直接面对食物。当我遇到困难跌倒的时候，我必须重新爬起，振作起来。本书的第1部分会回顾一些基础的、关于进食障碍康复的内容，再次强调什么做法有效、什么做法无效。准备好了就行动起来吧！

康复了（句号。）

　　"我是珍妮，我有进食障碍。"我们在房间里走动着，相互介绍自己。当时我正在参加一次"十二步"聚会。当我说出"我有进食障碍"这几个字的时候，仿佛有人在我胸口打了一个结，那感觉就像是自欺欺人一般。我暗自思忖："我并没有进食障碍。为什么我刚刚会那样说?"

　　我那样说，只是为了迎合"十二步"聚会的标准格式。先是从约翰开始介绍自己："我是约翰，我有进食障碍。"接下来是休："我是休，我有进食障碍。"

　　于是我就跟着那样说了，但是我此后不会再那样做。那句话虽然和聚会的氛围相称，但并不能道出我生活的实情。从这一刻开始，我会说："我是珍妮，我已经从进食障碍中康复了。"

　　为了能够这样表述自己，我数年如一日地付出努力、耗费精力、忍受痛苦，才走到今天。我在康复上花费了将近十年，不是为了四处声称自己依然患有进食障碍。

我个人的经验是，我们说出的话必须真实，必须体现实际的情况。我的实际情况就是：我已经康复了。我已经不在康复阶段里了，也不再患有进食障碍。现在，我不会再让 Ed 夺走我生活中的任何一点能量了。回想过去，我知道 Ed 是如何利用这种力量来占据我的生活的，并且占据了很久。我也知道，用疾病来定义我自己相当于一个自我实现的谶言。原先我一直觉得自己无处可逃，Ed 已经无处不在。有这种想法会怎样呢？那就是，Ed 真的无处不在，环伺着我。

的确，当时我处于"开始康复"的阶段，所以我能接受在"十二步"聚会上说出"我有进食障碍"。当时我依然有着进食障碍的症状，而且惧怕疾病复发，被折磨得精疲力竭。

让我欣慰的是，一些亲身经历进食障碍的人告诉我："从进食障碍中彻底康复是有可能的"。知晓"正在康复"状态可以转变为"彻底康复"状态，是我人生中的转折点，所以现在我也想把这份希望带给其他人。

很多有进食障碍的人和我状态一样好，但他们倾向于说自己在"康复路上"，而不说自己"已经康复"。他们觉得只要说自己"已经康复"了，病情就会复发。而"正在康复"这种表达让人觉得人生是一个过程，总有向前发展的余地。当然，我的康复过程的一个重要部分就是自身生命的发展，所以你可能觉得这不过是使用了不同的字眼而已。

更令人迷惑的是，我有一位同时有酒精成瘾和进食障碍

17

的朋友，她会同时使用"正在康复"和"已经康复"。她说她每天都在按康复计划行动，所以是在康复路上。但她也引用嗜酒者互诫协会的《大书》中的话，说自己"已经从一种无望的心身疾病中康复"。

不论这是否仅仅是字眼的问题，关键都在于要明晰我们自己是如何定义自由的。如果按照我的说法——说自己"已经康复"会让你感到不适，那就换个词。我不能将我的观点强加于你，反之亦然。思考一下，当你独处且清醒的时候，怎样说让你感觉最好？然后就这么说。

你要道出你的实情，我也道出我的实情。"我是珍妮，我已经从进食障碍中康复了。"

行动起来：展望自由

在独处的时候，你轻轻坐下，来几个深呼吸，沉静下来之后，回答下面的问题，把答案写在旁边。

1. "正在康复"这个说法会让你继续病着还是保持健康？
2. "已经康复"这个说法会让你继续病着还是保持健康？
3. 结合你对问题1和2的回答，说说你对远离Ed、获得自由的展望是什么样的？写下来，张贴在家中显眼的地方。

我和别人不一样

当我第一次去参加团体治疗的时候，我先环视了一下房间，观察了一下我和其他人的不同之处。首先我很快发现我比她们都胖。我继续寻找着一个又一个差异，有的是切实的，有的则是我的主观感觉。"我跟她们不一样"，这是我的格言。

你是不是也跟别人不一样？也许你是很多接受治疗的人中唯一的男性。也许你在他们中间最为年长。进食障碍不会区别对待不同性别、不同年龄、不同性取向、不同文化背景、不同宗教、不同社会阶层、不同经济状况的人。

或者你也许收到过非典型进食障碍[1]的诊断，于是感觉自己并不是"真正"有进食障碍？很多被诊断为非典型进

---

[1] 非典型进食障碍：other specified feeding or eating disorder（OSFED），存在明显的进食障碍症状，但不满足任何一种特定的进食障碍诊断标准。——译者注

食障碍的患者都和我说有这种感觉。事实上，非典型进食障碍也是一种进食障碍，而且和厌食症、贪食症一样危险可怕。而且目前已知的是，暴食症[1]也包含在非典型进食障碍里，是一种足以危及生命的进食障碍。我们可能会以各种不同的方式对待食物，但这些方式同样都是不健康的（直到我们康复之前）。

因为我知道人们会根据某些诊断条目来自我评估，告诉自己还不必接受治疗，所以我不会在诊断标准上花费笔墨。我也曾经觉得，"我暴食的程度离贪食症的标准还远着呢"，或者"我才瘦了这么点，不会是厌食症的"。

我甚至不会在书中提到具体的进食障碍行为，因为我不希望有人效仿。所以如果你读了这本书之后觉得，"珍妮从未提到……（这里填上你自己的进食障碍行为），所以我肯定没有进食障碍"，那么请三思。我很可能是因为不希望有人效仿，才没有提及。因为之前我就在读某些书的时候，效仿了其中危险的行为。所以我写作的时候十分谨慎，避免谈及这些。

你可能还会因为不知道诊断结果，于是觉得自己的进食障碍行为不够严重，称不上是进食障碍，由此认为自己和别人不一样。进食障碍这种病症，会让你觉得自己没有这种病，这种否认的特点让我们很多人孤立无援。如果食物和

---

[1] "暴食症"又称"暴食障碍"，美国DSM-5已于2013年将暴食障碍列为独立的疾病诊断。非典型进食障碍不再包括暴食障碍。——译者注

体重让你的生活失控，如果你只是在运转，而没有真正在生活，那么你就该得到帮助。

也许你因为没有经受过别人那样深重的创伤，所以觉得不该得到帮助。但据我所知，创伤因人而异。对其他人来说微不足道的小创口，到你身上可能就是真切的创伤。

或者，你现在表面上没有异样，既非低体重，也非超重。但其实不论身形、体形，任何体重的人都可能患上进食障碍。在我和 Ed 分手之前，有一段最为艰难的时日，可那时我的外表非常正常。

我想表达的是，我们每个人都不一样。早先我证明了我和别人不一样，然后把这些不一样作为自己好不起来的借口。我认为也许治疗会对别人有效，但因为我不一样，所以会对我无效。我害怕在别人达到效果的事情上失败。承受自己的不一样，比承受自己的失败要容易多了。

此外，以不一样为借口也让自己容易藏匿到孤独的躯壳里："既然治疗团体中的其他人都不懂我，为什么还要去呢？既然我'平庸'的朋友们不理解我，为什么还要继续交往呢？"因为只关注不同之处，我逐渐与世隔绝。而这种隔离状态唯独能让 Ed 更加强大。

为了最终能够康复，我不得不开始寻找我和别人的相同之处。在我的治疗团体里，我在他人的带动下开始求同。我还记得一位女士，她不像我们其他人一样觉得自己胖，而是有种特别的撑胀感。她不会强调自己和别人有多么不同，而是说："我可能不觉得自己胖，但我的确感觉撑得慌。这是同样难以忍受的感觉。我跟你们一样，会千方百计把这种感觉撵走。"而她也会千方百计地争取康复。

我还学会了认同而不是比较。我将比较视为一种残酷的惩罚。(记住这句话："比较带来绝望。")我认为比较这种行为残忍而反常。但十分不幸，在社会上，比较并不反常，反而是种常态。如果你像我一样，坚持要和别人不一样，那就请在这一点上做不一样的事儿吧，不去比较，而是求同存异。

你不比其他人好，也不比其他人差。你是不一样的，就像所有人一样。关键在于换一种方式思考。

回到基本点

"我没救了，我永远康复不了。"在治疗的早期，我一直这样说着。我会向任何肯听我说话的人说出这句话，尤其对我治疗团体中的伙伴们，我说了一遍又一遍。很多时候，其中一个人会看着我，说："你是谁？"

这一回又有人这样问了我，而我已经治疗了几个月，所以我知道他们不是单纯地忘记了我的名字。于是，我认为这是一个小游戏，就说："我是珍妮。"片刻后，我知道这个小游戏的目的了。因为他们的回答是："不，现在说话的不是珍妮。说话的是 Ed。"

很快，治疗团体里的每个人，连同我的朋友、家人，都开始跟我玩这个游戏。我并不觉得这个游戏多么有趣，事实上反而让我有些沮丧。当我沉浸在和 Ed 一起的绝望中自怨自艾时，我身边的人却似乎想要让我自己扛起康复的责任。(说真的，他们真是勇气可嘉！)

他们希望我和 Ed 分开，并且明白是 Ed 在说："你没救了，你永远康复不了。"Ed 是个贼，甚至会偷来"我"这个代词。他将"**你**没救了"和"**你**永远康复不了"偷换成了"**我**没救了"和"**我**永远康复不了"。

但凡他能让我将"**你**"换作"**我**"，就能让我相信这些想法都是我自发的，而不是他灌输的，而后他就赢了。正是由于你忘了要和他分开，忘了你在康复过程中学到的所有东西，才让 Ed 得以存在。他最阴险的战术就是让人健忘。

所以我康复的基本点之一就是要记得跟他分开。甚至有一天，我在家中贴满了便签，写着"分开，分开，分开"。（我不是很肯定房东看到这些便签会怎么想。）在我为了和 Ed 分开而练习的期间，我仍然会时不时地认同他的想法，屈从于他。在开始治疗时，这其实是一种进步，因为我至少记得要和他分开。我们之间的对话经常是这样的：

认同和屈从

> Ed：离了我你不能活。你需要我。
>
> 珍妮：可也许我至少应该试着离开你。
>
> Ed：想都别想。没了我，你不过是个又肥又胖的普通人。
>
> 珍妮：好吧，你可能是对的。我不会尝试的。

随着我从治疗中获得力量，我开始学着反驳 Ed，但是有时我依然会屈从。除了这份屈从，我也是有进步的。就像这样：

反驳后屈从

Ed：离了我你不能活。你需要我。

珍妮：Ed，我并不需要你。这是我从治疗中知道的。

Ed：要走？想都别想。没了我，你不过是个又肥又胖的普通人。

珍妮：不是这样的，但我现在还害怕离开你。所以我会留下的。

想要康复，我不仅需要脱离 Ed、反驳 Ed，我还需要违抗 Ed。为了摆脱 Ed，我必须依靠我的支持团队，变得更加独立。我必须相信他们，并得到他们的爱。（我还没有爱自己的能力。）我拿起电话，开始寻求帮助。当我和人通话的时候，我必须确保拿着话筒的是我自己，而不是 Ed。最近，人们发现也可以通过短信或者聊天软件得到帮助，但是 Ed 也知道如何打字，所以要确保打字的不是 Ed，是你自己。

我和 Ed 的对话渐渐变成了这样：

反驳并违抗

Ed：离了我你不能活。你需要我。

珍妮：Ed，我并不需要你。这是我从治疗中知道的。

Ed：要走？想都别想。没了我，你不过是个又肥又胖的普通人。

珍妮：不是这样的，我要离开你。看着我，我走了！

我最终发现，我甚至可以在认同 Ed 的情况下违抗他。例如，在治疗过程中的很长一段时间内，当 Ed 说我很胖的时候，我一边相信他，一边依然会违抗他，去吃我应该吃的东西。就是这一类违抗的行动，让我最终得以离婚。

现在看来，我是有救的，而且我最终康复了。所以呢？你也有救，而且也能康复。

行动起来：摆脱 Ed

对我摆脱 Ed 帮助最大的练习，就是在日记本里有来有回地写下和 Ed 的对话。写下 Ed 的话语以及你的回应，练习和 Ed 对话。这种练习的目的非常单纯，只是练习着摆脱 Ed。不论你是同意他，还是想反驳他。

Ed: _____

自己: _____

Ed: _____

自己: _____

注意事项：

• 不要让Ed偷走"我"作为人称代词。

• 不要把最后一句话交给Ed来说。请注意，在上述对话里，最后一句话一直由自己来说。即使你认同了Ed，你也能通过把最后一句留给自己来获得些许力量。

• 坚持练习，坚持练习，坚持练习。通过坚持不懈地练习与Ed分开，你可以定期得到反驳Ed、违抗Ed的力量。

正常进食？

正常进食对我来说就像是一种反讽，类似"清如泥浆[1]"一般。"正常"和"进食"似乎是一对矛盾的词语。我操控了自己的进食如此之久，我的进食早已完全不正常。对我来说，不正常的进食才是正常。为了彻底康复，我必须找到一个新的"正常"——一个平衡的方法。

因为我们的身体各不相同，所以对我来说正常的状态也许不适合你们。我依靠着直觉进食法找到了我的正常状态。这种方法在《减肥不是挨饿，而是与食物合作》[2]一书中有详细阐述。

---

[1] 此处英文原文"clear as mud"直译为"清如泥浆"，是用与"清"完全相反的东西"泥浆"来形容"非常不清楚""极难理解"的意思。这里用来形容"正常进食"对于病中的珍妮来说就像是天方夜谭。——译者注

[2] 《减肥不是挨饿，而是与食物合作》：*Intuitive Eating*，作者是伊芙琳·特里弗雷（Evelyn Tribole，理学硕士、注册营养师）和埃利斯·莱斯驰（Elyse Resch，理学硕士、注册营养师、美国营养与饮食协会成员），柯欢欢译。——译者注

　　直觉进食法精巧又温和，而且还不需要阅读食品标签、计算卡路里，没有其他严格的规则（Ed 显然不会喜欢直觉进食法）。直觉进食法需要你觉察饥饿感和饱腹感带来的提示，饥饿的时候进食，饱腹的时候停止。这种方式还非常灵活，不需要节食，也可以享受你真正想吃的食物。

　　直觉进食法的关键在于和食物和平相处。食物并没有道德层面上的优劣之分，这和 Ed 告诉我们的不一样。换句话说，你作为人的价值，不是由吃没吃所谓不好的食物来决定的。我们不应该把食物分成好的和坏的、安全的和不安全的、健康的和不健康的，食物只是食物而已。一些人打着健康饮食的旗号，只吃有机或者完全自然绿色的食品，以致严重营养不良。"健康饮食痴迷症"是一个并不正式的术语，专用于形容这类对所谓"健康饮食"的不健康的沉迷。

　　在我还是婴儿的时候，我肯定是凭直觉进食的，但那时我还没有记事。我至多能回想到四岁的时候，但从那时起我就不再相信我的身体了。所以，在我所有的记忆里，食物都拥有某种高于我的力量。

　　治疗专家和其他人经常说"回忆一下你和食物能够和平共处的时候"，想以此帮助我理解直觉进食法，每当此时我就会感到绝望。"我没有过那种经历"，我说。在我生命中，我从未有过凭直觉进食的记忆。但当我开始治疗之后，我也学会了凭直觉进食。

　　我并不是在治疗的第一天就开始凭直觉进食的。因为我已经很久没感受到饥饿感和饱腹感了，我不可能在治疗伊始就学会直觉进食法。人们想让我在不觉得饿的时候进食，对此我抱怨过不少。在午饭的时间，我会说："我不饿。我感觉早餐还没有消化呢。"虽然我已经了解到，这种感觉是限制性饮食导致的。我的饮食让食物在消化系统中流动缓慢，导致了饱腹的假象。但我仍然会说："我还是很饱，不需要吃东西。"可事实上我是需要吃东西的。唯有吃进食物才能让我更加健康，最终跟来自身体的信号建立连结。(在我重新学习如何吃饭的过程中，有一位医生照看着我，监测我的身体反应，确保无虞。)

因为在开始的时候我和自己的身体是失联的，所以我最初是按照营养师拟定的饮食计划，踏上通往直觉进食的道路的。每天，我都在特定时间进食一定量的食物。这意味着，我需要在一个小表格里填入吃下的食物，并带到每周一次的营养咨询中去。这也意味着我需要逐渐增加食物的量，并一点一点地尝试新的食物，所以我每天的食物搭配都是不同的。我需要腾出时间来逛食品店，为了在这个可能触发危险的进食行为的过程中得到支持，有时我会和信任的人同去。在我成功地将饮食计划坚持住之后，我开始向着凭直觉进食的目标迈进。

一路上，我的团队支持、帮助着我，让我逐渐信任我的身体。途中，我跌倒的次数多得数不清，但我总能爬起来，接着朝前走。我最终成为了直觉进食者。(对于这一过程，我会在第5部分的"吃上永远停不下来怎么办"中详述。)今天我熟知我的身体想吃什么，以及想什么时候吃。这让我很愉快。仔细倾听我的身体，我可以察觉自己是否想要一块布朗尼、一片曲奇，或者一些完全不同的东西，比如火鸡三明治。多数情况下，我会饥则求食，饱则弃余。当我回到父母身边时，我有时会吃得更多，因为妈妈的厨艺实在精湛。（她真的可以自制起酥派！）所以，直觉进食法的要求并不苛刻，很是灵活。因为我信任我的身体，所以我不会因为多吃了一点妈妈做的苹果派就开始担心。和 Ed 告诉我的不同，当我吃撑了的时候，我并不需要在下一顿时少吃一些作为弥补。而且，不论 Ed 怎样说，一小片派也不能让我在一夜之间变胖。

我终于能够按照直觉进食了，对于吃什么、何时吃不再刻板教条。去餐厅时，我会点我真正想吃的。有时早餐我会吃蛋糕，因为蛋糕恰好在旁边，而且看上去很好吃。食物曾经使我的饮食失控，但现在不再是导火索。重获自由的过程非常缓慢。这不是一天之内能达到的，甚至一年也不行。

我最终成为了正常的进食者。现在我知道了"正常"和"进食"两个词是如何结合的。正如同那句"清如泥浆"，我也能够"正常进食"了。

遗漏的重点

　　别再到处找了，答案就在这里。那个之前遗漏的重点被找回来了！这部分内容，原本该在《与进食障碍分手》那本书大概第十二页前后的位置写的。但毕竟，迟做总比不做好，我把它写在这里。下面这个重要的观点可能会让你难受，至少它让我非常难受。但我必须写出来，那就是：

不要将任何事情归咎于 Ed。

　　在第一次试图逃脱 Ed 的掌控时，我犯了一个错误：我总是将面对食物时的失控归咎于 Ed。当时的情况就像这样：

　　Ed：珍妮，今晚去麦当劳大吃一顿吧！

　　珍妮：嗯，好的。（于是我就真的这样做了。）

　　这之后，我就会给团队中的某个人打电话说："昨天晚上我暴食了，但，是 Ed 让我那么做的，我别无选择。"而那个人必然会告诉我，我其实有别的选择。人们一直用很多方式告诉我，不要再将事情归咎于 Ed，要开始为自己的康复负责。显然，这种时刻并不温馨可爱，不是我很想和团队里的人们共度的时光。他们口中的真相让我很难面对。

一旦我认识到 Ed 和我是分开存在的，我的任务就变成了要对他所说的作出反应。如果他怂恿我去暴食，我必须做的是决定要不要去暴食。也许我不能控制他的言行，但我当然得为自己的行为负责。Ed 并不一定要变，是我得变。

我现在已经明白，将 Ed 拟人化的意义显然在于促使我为自己负责，而不是创造出一个归咎的对象。我如此努力地去和 Ed 分离，是为了给自己的想法腾出空间，让自己掌握生活中的决定权；是为了将他的声音从我的想法中剥离出来，让自己拥有从这两者中选择的能力。将 Ed 拟人化，是创造了一个赋予我自己力量去选择康复的工具。这个选择完全由我作出，和 Ed 无关。

这些内容在《与进食障碍分手》一书中是被遗漏了，但你们有责任在日常生活中时刻记得。你们可以责怪我这么晚才介绍这个概念。但从现在起，请不要将任何事情归咎于 Ed，再也不要。

凯丝

那是一个三月的周日早晨。我的电话响起。我认出了来电显示上的号码，开始担心这是那个我希望永远不会接到的电话。但我还是接了，而且我不幸言中了。

在电话的另一头，是凯丝的妈妈，她说："我们失去了凯丝。"

我亲爱的朋友凯丝，在她四十一岁的时候去世了，死于进食障碍的恶性并发症。我遇到凯丝是几年之前，当时我是帮她找一个治疗项目。她自从二十多岁患上进食障碍以来，一直在和病魔斗争，进出治疗中心已数年之久。但这一次，她比之前任何一次都更想好起来。

当我接通凯丝妈妈的电话时，我脑海里关于进食障碍的认知都变成了现实：进食障碍是一种真实的、能够危及生命的疾病。而厌食症是所有精神疾病中死亡率最高的一种。现在这些知识不再是某些网站上的文字，而是变成了现实。这些知识的背后，是我朋友的离去，以及她的亲友心中无尽的痛苦。

我的眼泪簌簌而下，我最后一次见到凯丝的情景历历在目。那一次，我和她说，我非常害怕她妈妈日后会打电话给我，说出上面那些话，如今竟然成真。我当时问凯丝，我还能帮她做些什么，并承认我之前的努力显然收效甚微。我还问道，她和医生的会面进展如何。我告诉她说我爱她，让她随时联系我。然而我终究没有等到她的电话，联系我的是她妈妈。

为什么她不打电话给我？为什么她这么年轻，却不能活着？为什么我们没再多做些事？还有什么是我们能够做的？现在我明白，面对同样的状况，很多人也会问出这些问题。

和凯丝妈妈同一天，一位名叫梅莉莎的人给我打了电话，她正饱受进食障碍的折磨。她和我说："我想去死。我不想活了。"我刚刚痛失一位挚友，对于想要去死的人耐心全无。我边想着凯丝边说："梅莉莎，现在我要求和希望继续活下去的那个梅莉莎对话。"毕竟，决定给我打电话的那个梅莉莎，是希望继续活下去的。即使梅莉莎当时察觉不到这一点，我也要和那个希望活下去的梅莉莎谈谈。我们要一起找到康复的动力。

我从凯丝身上学到了很多，其中一点就是我们每个人的心中，都有一个想要活下去的自己。尽管进食障碍在凯丝面对食物时几乎掌控了她，尽管凯丝从未成功摆脱进食障碍的控制，但还是有另外一个凯丝是想活下去，想获得自由的。即使这个凯丝有时很弱小，但也总归能带来希望。

当你觉得痛不欲生，因为进食障碍一天都不想多活的时候，你要知道，我也曾有同样的想法。你要审视自己，发现那个想要活下去的自己。是你的那个自己让你打开这本书，开始阅读。是你的那个自己鼓励你走上康复之路。

开始的时候你康复的动力可能会比较小。此刻，你可能甚至都不是为了自己而康复，而是为了你的丈夫、妻子或孩子。或者，也许你是为了下学期能进入大学才寻求帮助。人们也许会告诉你："如果你不是为了自己，努力就不会有成效。"可我并不同意。我的好友兼同事迈克尔·贝雷特博士也不同意，他是《女性进食障碍患者的灵性疗法》[1] 的作者之一。他说："对于能促使你康复的理由，不仅要来者不拒，还要力争全盘接收。渐渐地，你最终会理解和拥抱那个最佳的理由——你值得拥有康复。"

Ed 会穷尽所有理由，将你控制在他身旁。（比如，你的狗走丢了，Ed 就会怂恿你去暴食。如果你认识的人被确诊了重大疾病，Ed 就会怂恿你去节食。）所以，你也必须穷尽所有理由来打破他的话语，获得自由。

为了获得你亟需的专业帮助，你要穷尽所能。进食障碍是一场对你身体全方位的攻击，会损伤身体的每一个角落，从头发到脚尖。没有一个器官能够幸免于难。现实就是，不接受治疗，病魔就永远缠身。回首我和 Ed 一起的那

---

[1] 《女性进食障碍患者的灵性疗法》：*Spiritual Approaches in the Treatment of Women with Eating Disorders*，作者是斯科特·理查德（P. Scott Richards）、兰迪·哈德曼（Randy K. Hardman）和迈克尔·贝雷特（Michael E. Berrett），目前暂无中译本。——译者注

段时光，我可以清楚地想到我可能会如何死去。有时，我觉得自己的康复是因为年轻有力，不可战胜。今天我知道，我只是幸运而已。某种程度上，进食障碍就像是俄罗斯轮盘赌。这是一场押上性命的赌局。你永远不知道，你的身体何时会毫无征兆地衰竭下去。而且，就算进食障碍没有毁掉你的身体，他也会毁掉你的精神。不要让他得手。

凯丝输掉了她的战斗，但我们尚未出局。在那个三月的星期天里，梅莉莎找到了那个希望活下去的自己。

凯丝一直有一个梦想，就是要通过分享她的故事，帮助那些饱受进食障碍折磨的人们。她的故事将永远流传。谢谢你，凯丝。

行动起来：激励自己

我们经常是在心情不佳，或者生活不顺的时候才写日记。但我希望你再向前走一步：把愉快的时光也记在日记里。在康复的过程中，一天也好，一个小时也好，只要你感到开心，就写下来。写下你的感觉，写下你是如何获得快乐的。要坚持写这类日记，因为你写下的不仅是当天的记录，也是康复的可能。对于日记里的这些内容，你可以专门标记出来，也可以用另一个专门的日记本来记。

当你丧失动力时，读一读这些愉快的日记，感受康复的真切。你的日记是由你写成的，所以它是你手上最强有力的一本书。因为，你比我，比其他作家，都更了解你自己。

安娜、米娅、Ed 与赫尔加

把我的进食障碍比作名字是 Ed 的男人一直很有用。这样他就像是一个虐待我、操控我的"渣男"。Ed 有时甜蜜温柔，让我尝到甜头，进而想操控我。但有时他就变成了野兽，咆哮着、吼叫着，将我按在地上狠狠地打。很多人都对我这个 Ed 的比喻感同身受。

但这仅仅是个比喻。事实上，进食障碍当然不会是真实存在的人，不是一个名叫 Ed、形影不离的人。不过这种感觉真的太像了。Ed 是为很多我从出生以来就逐渐习得的信念站台的。和其他的康复模型不同，我所了解的 Ed 不是我真实自我的一部分，所以我的目标一直是和他分开。而康复模型和工具是因人而异的。

无所谓你如何称呼你的进食障碍，无所谓他是男是女，只要有效就好。只要开心，把进食障碍叫成汤姆、南希、琳达等都完全没问题。我的一位朋友，卡丽·阿诺德，是

《临近虚无》[1]的合著者之一。卡丽就把进食障碍叫作赫尔加。我还知道有人用的是"米娅",是贪食症的缩写[2]。

我刚刚在和一位名为玛丽·林恩的人用手机聊天时,发现她用的是"安娜",这显然是在说"厌食症"[3]。所以你可能也和玛丽·林恩一样,明白了进食障碍会随着情况不同而改头换面。她写道:

"进食障碍真的很会伪装。当我全力以赴为康复而战的时候,他是 Ed。然而,当我恰逢脆弱,想跟进食障碍待会儿的时候,他就变成了她,变成了安娜。Ed 是我的敌人,但安娜却是我的朋友。她和我保证,说能让我苗条又快乐。

打量着安娜,我明白了她只不过是 Ed 伪装出的形象而已,他伪装成了我的老朋友,无辜地和我说他'只是想来帮帮忙'。但安娜和 Ed 其实一样!安娜从来没有出场,只有 Ed 闯进卧室,想溜进我的床帐。他是多么混账!愚弄欺骗,手段多样。但你猜怎样?我再也不会让他进门,想见我是痴心妄想!"

---

[1] 《临近虚无》:*Next to Nothing*,作者是卡丽·阿诺德(Carrie Arnold)和 B. 蒂莫西·沃尔什(B. Timothy Walsh),目前暂无中译本。——译者注
[2] 米娅:Mia,是进食障碍患者常用来指代贪食症(bulimia)的缩略形式。——译者注
[3] 安娜:Ana,是进食障碍患者常用来指代厌食症(anorexia)的缩略形式。——译者注

　　玛丽·林恩的进食障碍在面相和善时是个女性角色（安娜），在青面獠牙时就变成了男性角色（Ed）。关键在于，她识破了差异的表象，为自己挺身而出，全身心投入到康复治疗中去，没有被这些特定的名字绊住手脚。

　　如果你无论如何都不能将进食障碍拟人，那就叫它"进食障碍"好了。和你的治疗师一道，去探寻适合你自己生活的康复方案。使用拟人只是手段而已，殊途同归。我们的目的只有一个：获得自由。

一堂科学课

　　既然这本书谈论的是进食障碍，就不能一点学术问题都不涉及。我是生物化学的学士，但不是生物化学家，所以不会讲得晦涩难懂。准备开始上一节课外兴趣科学课吧！同学们坐好！

　　我总是听人们争论进食障碍属于生物学领域还是文化领域。所以到底是基因还是文化导致了进食障碍呢？我之前有一位在这个领域很有名望的医生奥维迪奥·贝穆德斯博士，他说"这个问题不是'基因还是文化'，而是'基因以及文化'"。另一位顶尖专家辛西娅·布利克博士也表示赞同："是基因给子弹上了膛，而环境扣动了扳机。"

　　研究者不认为进食障碍由特定的基因导致，而是认为人类代代相传的一些脆弱因素，催生了这种疾病。

　　辛西娅的话在我的生活中完全得到了印证。我认为自己就继承了跟进食障碍相关的一些脆弱因素，是以性格特质的形式表现出来的，比如焦虑、强迫以及完美主义。这就是基因给子弹上膛的过程。我觉得，对我而言，环境之所以能扣动扳机，主要是因为我生活在西方的文化里，人们无比崇尚骨感和纤瘦。（当我因为要变瘦而开始控制饮食的时候，一般的节食就演变成了进食障碍。）其他的环境因素可能还有过往的经历、同伴关系、家庭问题之类的。

曾有一项著名的研究，由安妮·贝克在斐济群岛开展，显示了基因和环境是如何共同影响文化的。1995 年之前，在斐济没人会谈论卡路里和节食。事实上，斐济女性都希望自己身材丰满并且有个好胃口。但在 1995 年，他们把美国的电视引入了斐济，当然也就引入了非常纤瘦的美国女性形象。仅仅过了三年，节食在斐济就已经开始流行，11% 的斐济女孩会通过催吐来控制体重。至此，基因没变，但环境变了。有一个说法是，那些对进食障碍有着更高基因易感性的个体，其节食的努力会迅速演变为通向疾病的开端。

我认为，一个需要关注的问题是，斐济女孩并不是因为变瘦本身有什么好处，才想要努力变瘦的。她们是想要向荧幕上那些看起来更成功、更有金钱、更有事业的美国女性靠拢。认识到了这一点，我也就明白了，我想要的也不是变瘦这件事本身，而是我想象中变瘦附带的好处。我在媒体世界里耳濡目染，认为变瘦就能变得更受欢迎、更聪明、更幸福、更成功。这些才是我真正想要的。如果媒体告诉我，紫色头发的人会受欢迎、聪明、幸福以及成功的话，你觉得我会不会顶着一头反着光的紫发呢？

好了，这节课下课之前，我们来看看科学能告诉我们什么。知名学者克雷格·约翰逊认为，科学有助于预防。通过科学，我们知道了进食障碍有家族易感性，还知道了进食障碍高发于青春期。克雷格认为，如果家里有人被确诊为进食障碍，那么就需要重点关注家里进入青春期的孩子。应尽量避免让这些孩子节食和涉足高风险的活动（高风险的活动是指那种鼓励减重，和／或过度锻炼的活动，包括模特、芭蕾、健身、越野跑）。基因上的易感，加上节食，再加上高风险的活动，足以把一个人拖进进食障碍的泥潭。

有段时间，进食障碍有家族易感性这件事把我吓得不轻。我甚至和别人说，我不会生孩子，因为我不想让他来到这个世界，经受进食障碍的折磨。现在我比当时清醒了一些。也许我的孩子会更容易患上进食障碍，但我也有许多预防的方法。正如克雷格说的，因为我知道风险的存在，我会在第一时间防止我的孩子患病。（所以，如果我有了女儿，她不会穿着芭蕾舞鞋在台上翩翩起舞，而是会到公园里跟孩子们玩垒球。）

总之，科学让我明白，进食障碍不是对生活方式的选择，而是一种会危及生命的疾病。去指责患者或是家人，都是不恰当的。进食障碍是一种非常复杂的生物－心理－社会性的疾病，不能简单归因。

但进食障碍中的"生物学"成分，是否就意味着我不可能彻底康复呢？我会永远摆脱不了进食障碍吗？如果你读到了这里，你肯定知道我会如何回答这个问题。答案当然是"绝对不是"！

　　我不是生来就有进食障碍的。我只是有基因的易感性而已。我是在西方社会的影响下，以有害的方式运用了自己的一些个性特质，才滑向了进食障碍。在治疗康复的过程中，我学着把这些特质从黑暗中带到了明处。换句话说，我开始以积极的方式应用它们，这也与卡罗琳·科斯丁的见解不谋而合。她曾说：焦虑见了光，便成为了力量。对我来说就是，我曾经生活在持续的焦虑状态下，忧虑过去，惧怕未来。而现在，我竭尽所能，专注于当下。所以，我将原先耗费在过去和未来的心理能量都倾注到了现在，不论是工作还是休闲，我都能全神贯注、充满热情。类似地，完美主义变成了不屈不挠，而强迫则变成了驱动力。性格中拖累我们的方面，放到明处，就变成了垫脚石。

　　而我认为，我们也很需要将这些科学研究的结果放到明处。这是这节科学课要讲的全部内容。下课！

我的心

你喜欢凯莉·克莱森、流氓弗拉德乐队或者甲壳虫乐队的歌吗？如果你是他们的歌迷，你可能收藏了他们的 CD。这些 CD 里，有的可能会包含隐藏曲目，在好几分钟的静默之后，突然出现在专辑末尾。有一张 CD，我已经听了许多年。但我刚刚才第一次发现它的隐藏曲目。

这让我想起，我自己也是有隐藏曲目的。那是在我生命深处的一个声音，很长时间里我都不以为意。现在，我能做到用心倾听，而不只是单纯的听到而已。为了能真正全身心地欣赏我的隐藏曲目，我跌跌撞撞花了三十年。我的隐藏曲目，就是我自己的直觉。

在治疗中，我和安都察觉到，每当我说出的话语源自直觉时，我都会把手放到心脏的位置上。因此，我有时会直接将我的直觉，称作我的心。

有时候即使没有现象和事实作依托，直觉也可以告诉我们一些事。直觉能够用一种智慧的声音，告诉我们该做什么、该走向哪里。这是一种内在的认知、一种预感、一种源自内心的感觉。我相信，我的直觉将我和更高的力量联系在了一起。

当我跟 Ed 缠斗的时候，我会拒绝直觉，听从 Ed 的逻辑。（这是个多么矛盾的用词啊——Ed 的逻辑。）为了彻底康复，我必须把 Ed 从驾驶位上踢开，自己来掌舵。

虽然花了很长时间，但我现在终于可以说，珍妮是为我的生命做主的那个人了。现在，是我对自己发号施令了，而当我跟心相连结的时候，我发出的指令是最佳的。如今，当我向内探寻，我通常能识别出心的想法。就算不能的时候，一般也只是需要等待。而以前可不是这么容易的。我花了大量的时间和练习来让自己活在当下，这样，才能更容易地跟我的心取得联系。而要做到信任它，则花了更长的时间。

即使到了现在，我仍然有时会回避倾听我的心。我拒绝倾听，是因为我不想接受我已经知道的事。我当初跟马克在一起时就是这样。其实，在我们第一次约会时，他喝酒的状态就已经让我觉得不对劲儿了。但直到两年后，我才面对了这个事实。我在这件事上表现得不太好。我假装看不见，是因为我太渴望能让这段关系持续下去了。但最终，我倾听我的心，并取消了婚约。

而今我发现，当我和心连结在一起时，我的生活也更加顺利、幸运。就如同 CD 里面的隐藏曲目一样，我的心一直在那里，从未离开。而我需要做的，只是安静地坐下，悉心聆听。

老天，我真的太喜欢这首歌了！

吃就是了（我是认真的）

在康复的过程中，经常会有善意的人跟我们说："没事，吃就是了。""吃就是了"这几个字从那些没得过进食障碍，那些能"放开吃"的人口中说出来，对我们来说是帮不上忙的，甚至还有些居高临下的意味。

对于这种说法，我现在要告诉你的是，要想完全康复，你最终就是得"吃就是了"。我在几年前就已经从康复了的人那里了解到了这一点，他们会对我说："珍妮，吃就是了。"他们说我已经治疗足够久了，肯定完全明白不吃东西会怎样。不知为何，"吃就是了"，从这些过来人的口中说出来，就不显得粗鲁和缺乏共情，而更像是一个我一直回避的真相。

曾经有很长一段时间，我会在治疗过程中避开需要进食的部分。我以为，只要我在个别治疗和团体里对食物进行充分的讨论，那些暴食、清除和节食的冲动就会自动消失。我的计划是，等这些冲动消失了，吃变得容易了，我就开始均衡饮食。这个计划的问题在于，要想让进食变得简单，谈话是没有用的，必须要真正吃东西才可以。诚然，不经过治疗，没有我的治疗团队，以及其他种种，我是不可能康复的。但是，如果这其中缺少了进食的环节，我的病症也不可能好转。

一个又一个的医生都和我说过，食物本身才是进食障碍最好的良药。而我，还是有好几年都不肯吃药。我曾经以为只要在其他环节上全力以赴，在进食的环节有所敷衍，也是能康复的。但是，我错了。当时的情况是，我被卡在半途。而我想要继续前进。为了能继续前行，我需要放下一切对食物的操控。

而且在这件事面前，没有任何捷径可言。我不想糊弄你们说，这件事简单极了，只要记饮食日记，或者找到适合你的餐前冥想指导语就行了。记日记和冥想是有用的，但这些并不能让痛苦消失。你必须真正挺过进食这一关，就像挺过其他的治疗环节一样。在我真正直面进食环节之前，我从先我一步治疗康复的伙伴那里寻求激励。有一次，我收到了一封邮件，是我的治疗团体里的一位名叫凯赛的成员写的。她写道：

直到现在，我也没有一样爱吃的食物，这太难受了。所有东西都难吃得要死，但我还是在吃。我只是在做我面对食物时该做的事，而这让我筋疲力尽。我希望自己不用以后每天都执行着饮食计划，在这种悲惨的状态里了此余生。

这听上去不是一封很能鼓励人的邮件，但却鼓舞了我。因为凯赛在做的，也是我应该做的事。她在吃她该吃的东西。如果她能做到的话，也许我也能。现在，凯赛已经康复了，过着幸福美满的生活。她能够康复，就是因为她持之以恒：坚持治疗，坚持好好吃饭。她在"吃就是了"。这说来容易，做来难。

这是在整个治疗过程中，最让我挫败的环节。我知道我该做什么，但是我做不到。一次又一次，我选择了 Ed，而不是康复。一直坚持正常吃饭，似乎是遥不可及的目标，但其实我们可以做到。

当 Ed 还在我耳边尖叫时，凡是涉及食物的决定，我学会依从自己的知识，即我从营养咨询中学到的"该做什么"，而不是自己当时的想法和感觉。一路走来，我痛哭，嘶吼，同时和我的治疗团队紧紧站在一起。

有大约一年的时间，我都和治疗团体里的一个伙伴约好，每天中午给她打电话。她甚至都不用接电话。我承诺向她或者她的语音信箱汇报我当天吃饭的情况。有时候我是难以拿起电话求助的。所以，设立这样一个定时的约定很有必要。有了这种约定，并不会让吃饭变得不痛苦，但确实让我挺了过来，坚持吃饭、坚持感受那些感受。

随着正常吃饭的时候越来越多，吃东西也变得越来越容易。我认为，这与我的大脑得到了足够的营养有很大关联。在我不好好吃饭的那会儿，我的医生会告诉我，我因为营养不良，大脑不能正常思考。当时我曾以为，医生的想法是错的。 毕竟在我进食障碍尤为严重的时候，我在学校还保持着全 A 的成绩。 所以怎么能说我的大脑运转不正常呢? 现在我已经彻底康复了，就可以清楚地知道，我生病时的思维是很不清晰的。(我也能想象，如果当时我能正常进食的话，学校的学业对我来说会更容易些。)如果你觉得"我没有瘦到营养不良的地步"，我要说的是，即使是正常体重甚至超重的人，也是可能营养不良的。

到现在，我终于可以说，进食对我来说不是问题了。 我和食物不再是爱恨交织的关系，而是达到了平衡。 而这是在我作出"吃就是了"的选择之后，才逐渐实现的。

当你听到我说"吃就是了"，一定要记得我是经历过的。 我知道这一声"就是了"，其实意味着艰巨的努力、时间、泪水和抉择。 但如果你想完全康复，就去感受痛苦、感受恐惧，吃就是了。 **行动就是了。**

49

行动起来: 照料生命

当我刚刚开始治疗的时候，我有一小株植物，两周浇一次水就可以。 之后，我还养过一条日本飞鱼。 而现在，我的家被许许多多漂亮的植物装点着。

照料这些小生命，帮我学着照顾自己。 当我为它们浇水施肥和投食的时候，我会想起我自己也需要按时吃饭。 我会一直不给植物浇水，或者不给鱼喂食吗? 当然不会。 所以，我也需要同样地照顾我自己。

　　如果你的健康状况和环境条件都允许，而你需要学着照顾自己，那么可以考虑养株植物或养个宠物。从体型小的、好照料的开始养。（千万别去买匹马之类的东西回来！）如果你已经在养一些植物或者宠物，那么记得细细品味照料它们的过程。在看着它们生长和繁盛的过程中体会快乐，并且利用这些经验，让自己生长和繁盛。

② 单身生活

靠自己做到

我曾一直认为，离开Ed我是活不下去的。没有了暴食、清除和节食，我不知道如何面对每一天里所有的情绪，如何处理每天的日常。有时，在没有Ed陪伴的日子里，我的感受是如此糟糕，甚至开始疑惑当初为什么要和他分手。于是他总是会再次以某种方式、某种样子偷偷潜入我的生活。为了从"在康复中"变成"彻底康复"，我不得不作了个不一样的决定，而最终靠自己完成了这个转变。这本书的第2部分，就会告诉你如何做到这些。

离开 Ed，我又是谁？

　　离开了 Ed，我又是谁呢？我们在一起的时间真的太久了，久到让我担忧离开 Ed 后的生活会是怎样的。要是离开了他，我的人生开始走下坡路的话该怎么办？虽然和他在一起的时候，生活也没有多好。好吧，我承认和他在一起的时光可怕又悲惨，但至少我很瘦啊。比起"悲惨且胖"，我宁愿选择"悲惨且瘦"。万一所谓的"康复"仅仅意味着我逐渐增重，然后"悲惨且胖"呢？

　　以上这些想法，我都曾有过。从你们发给我的邮件，以及手写的信件（时至今日真的还有人在写信）里，我知道你们中的很多人也有。在我演讲的现场也有人问过这些问题。我们中的大多数人都曾不止一次地怀疑，自己是否真的可以离开 Ed，靠自己过好我们的生活。我们怀疑，是否那些关于康复的云山雾罩的话，其实只是些毫无意义的瞎扯。我们怀疑是否所有承受痛苦和艰辛的努力到最后都是值得的。我们疑虑重重，层出不穷。

但我发现，只要我们坚持在康复之路上继续行进，我们想怎么怀疑都是可以的。我们可以边走边怀疑。事实上，我在通向康复终点的整个旅程中，一直都在怀疑所有这些事情。对我来说，康复是我抱着强烈希望的大胆尝试。我希望那个终点是真实存在的，我希望那是个美好的地方，但我并不确信。我怀疑又怀疑，但我仍然坚持着前行，秉持着人生可以更好的信念。在真正到达之前，我没有确信过。但是现在我到这里了，我彻底康复了，也就知道了所有这些问题的答案。

是的，康复值得我们所有的辛苦付出。不是的，我并没有"悲惨且胖"。事实上，我比之前任何时候都快乐，而且我爱自己的身体。我的确没有以前那么瘦，但那也不再是我想要的了。离开了 Ed 之后，我的生活比之前好了太多太多，好到我不知道该如何形容。在本书的初稿里，我的表述是"我的生活好了一百万倍"，但事实上远不止如此。

离开了 Ed，我终于知道了自己是谁。而且每天早晨醒来，我都比前一天更了解自己。我会一直了解下去。以下是我了解到的一些事：我比我曾经以为的更为幽默、敏锐；我对生活的热爱超乎想象……这份清单在不断增加。

如果你依然陷在"离开 Ed，我又是谁？"这个怀疑句式里，你可能领会不了我在这里分享的这些。如果我在你的位置，我也不能。和我一样，你也得去选择相信，相信康复这件事值得一切付出和牺牲。我知道，即便我已经走过来了，也不能说服你马上完全相信，因为当时就没有人能说服我。但只要你持续前进，你终将到达那里，亲身去体验我说的种种，届时你就明白了。所以接着前行吧，也可以接着怀疑下去，一边怀疑一边前行，直到抵达自由的终点。

上帝恨我？

我曾经觉得，上帝从云端俯视着我，细数着我的每一个错误，并在记分卡上悉数记下。如果我犯错太多，我可能就要完了。

从小到大，每个星期天我都会跟着家人去教堂。从那里我知道了一件事：上帝会愤怒，会惩罚，还会复仇。我不知道家中其他人，甚至教堂里的其他人有没有类似的信念，但是我有。我会认真聆听神父的每一句话，并且照单全收。而且我从来没有和他人分享过这些想法，从没有给自己提问或者形成其他想法的机会。毫无疑问，我是一个时常内疚悔罪的小女孩，是他人眼里的好孩子。

尽管我害怕上帝，害怕被上帝反对，但我同时也相信上帝是慈爱而宽恕的（在教堂里神父就是这么说的）。我感觉我离他很近。我每天晚上都会祈祷，真心实意地祷告。我相信上帝在听我祈祷，听我说着非说不可的话。

Ed 渐渐地溜进了我的生活里，把上帝推开了。当我一心想要变瘦的时候，就没有心思留给上帝了。他渐渐变得不重要，而"瘦"却几乎成了我膜拜的对象。某种意义上，进食障碍成了我的更高力量。我依然按部就班地祷告，但已经没有感觉了。随着我和上帝渐行渐远，他也似乎变得越来越漠然、越来越挑剔。

我感觉自己被评头论足，被说得一文不值。我时常想："为什么是我呢？为什么坏事都发生在我身上呢？为什么是我得进食障碍呢？"由此，进食障碍就成了我不配得到更高力量垂青的理由。Ed 怂恿着我关注上帝愤怒、复仇和惩罚的一面，于是他慈爱、宽恕的一面就飞出窗外，弃我而去。

当我开始治疗进食障碍的时候，我和上帝是失联状态。我甚至不再祷告。我单方面在心里默默决定，不再和上帝说话。我不恨他，但我也不喜欢他了。

后来，在治疗过程中，我的进食障碍一度日益严重。这时我开始恨上帝了（或者说，至少我觉得我恨他），而且我觉得他也恨我。我终于开始跟 Ed 抗争了，可一切并没有好转。（Ed 对我的抗争很生气，也因此变得更厉害了。）我的感觉差到极点，于是开始指责上帝。

在治疗时，治疗师鼓励我记一本题为"上帝恨我"的日记。我写下我对上帝的感觉，以及我眼里他对我的看法。通过回顾我的日记，我发现了自己思维中的矛盾之处。例如，我相信上帝爱着世界上的所有人，甚至包括杀人犯，但他不爱我。我开始意识到，这不大说得通。我开始奇怪为何我是尤其差劲的那个。为什么上帝唯独讨厌我呢？我真的觉得自己这么特别吗?

我跟一些我很钦佩的朋友谈了这些。他们大多来自 AA（嗜酒者互诫协会），有很高的灵性修养。我说我曾经很爱上帝，也会跟他交谈，但现在他似乎离我很远。他们只问了一句话:"是谁移动了呢?"

答案当然是我。上帝就在那里，没有移动过。在我的艰难时刻里，我没有向他求助，因为我觉得那毫无意义。所以我开始寻求其他睿智的、温暖的，还理解我、同情我的力量，也就是 Ed。

我现在知道，如果当时我不去找 Ed，而是去寻求上帝的帮助，我会获得安慰，减轻孤独感，也会感到被理解，感到有力量。这些都是 Ed 嘴上说能给我，但最终没给的东西。最后，我曾想从 Ed 那里得到的一切东西，是上帝给了我。

我又开始祷告了。在重新开始祷告的最初，我并不真心实意。就像他们在"十二步"小组里说的那样:"假装去做，就能成真。"最后，我能够真诚地祷告了。我常常只是说:"上帝啊，我在这里。"我不知道应该说些别的什么，但是我在努力。努力祷告这件事本身，就是在祷告。最终，我开始整日在脑海里回想《宁静祷文》。

上帝，请赐给我雅量去从容接受不能改变的事，赐给我勇气去改变能改变的事，并赐给我智慧去分辨两者。

——雷茵霍尔德·尼布尔

随后，我开始记祈祷日记，在里面记录我的思绪，或是每天早晨起床之后记，或是晚上就寝之前记。就像我儿时一样，我真的感觉到有人在倾听。

现在我知道了，完满的人生不只意味着和 Ed 挥别，还意味着和上帝重逢。我相信，如果没有让上帝重新进入我的生活，我永远都不能全然爱上自己。我首先让别人来爱我，之后让上帝来爱我，最终获得爱自己的力量。

我并不确定的是，要想从进食障碍中康复，是否一定需要建立一个和更高力量的健康关系。但我知道，是更高力量让我的状态从"正在康复"飞跃到了"彻底康复"。我也确信，如果我早些找回和更高力量的联系，康复会更加顺利。但我现在唯有感激，感激自己最后找回了和更高力量的连结。

很长时间里，我都只依靠自己的力量前进。现在我找到了一个更加强大的力量源泉。今天的我更满足于当下，也不再那么担心未来。我不再害怕地狱，因为我曾经身处其中。

是上帝打开了地狱出口的大门，让我得以脱身。我相信他想让我走出地狱，享受快乐。所以到头来，上帝并不恨我，他是爱我的。

行动起来：你相信什么？

有时悲惨的经历会让我们难以继续相信上帝或其他更高力量，这很正常。可换个角度看，我们总是要选择相信什么事或人的（许多人选择了相信 Ed）。那干吗不选择相信更高力量呢？

请拿出一张纸，在纸的正面回答这个问题："当你想到上帝或更高力量的时候，你有什么感觉？"然后，在纸的背面回答下面这个很重要的问题："当你想到上帝或更高力量的时候，你想要什么感觉？"

你可以和有着你钦佩的灵性修养的人讨论一下你的答案。

认识 Ed

　　我经常听人说，若想找出一个人嗜酒的原因，最好的办法是先停止饮酒。而我则是在停止了破坏性的进食行为后，才发现了自己患上进食障碍的原因。我们往往都是在赶走 Ed 之后，才更加了解他，这很奇怪。当他不再 24 小时缠着我们的时候，我们才能开始审视他，才能了解他在我们生活里扮演了什么样的角色，以及为什么我们会抱住他不放如此之久。如果 Ed 是掩饰抑郁的面具，那当我们把他摘下来，不再暴食、清除和节食的时候，我们的心情自然会滑入低谷。这都是我的一手资料，我的亲身体验。

　　Ed 在我的生活中确实是有用的。其中最重要的作用就是，他让我感觉我很独特。（例如，Ed 会轻拍我的后背，祝贺我是整个房间里最瘦的那个。）他还会通过释放压力和减轻焦虑让我感到安慰。说实话，这些感觉都很好，我必须得承认和接受这个事实。和 Ed 说再见，意味着在去除糟糕的部分的时候，也要割舍掉这些好的感受。我会为失去这些好的感受而悲伤，这真的让我难过。

很长时间里，在尽力摆脱生活中我厌恶的东西时，我都死命地去抓住 Ed 能带给我的这些好处。我当然不喜欢 Ed 带进我生活中的耗竭感、身体不适和孤立与隔离。我付出了艰苦卓绝的努力，想要把 Ed 一分为二，去除他糟糕的一面，保留他的好处。但我碰壁了。

我必须和 Ed 彻底告别，才能获得自由。无论是他糟糕的部分还是好处，我都不能留下，因为去除他糟糕的部分已经远比保留他的好处重要。也就是说，我要停止和他的反复拉扯、讨价还价。当他说："好吧珍妮，再长几斤没问题，但只能长这些噢。"我就会反驳："不，我要接受我需要的，一直长到重获健康为止。"让 Ed 决定我的理想体重应该是多少，现在看来实在是可笑。但我真的纵容了他好长时间。最终的事实证明，我实际的理想体重，要比 Ed 的期望值多上不少。而我理想的身体也比以往任何时候更健康、更强壮，超出了我的期望值。这可是个不折不扣的好消息！

舍弃 Ed 的好处，还伴随着更多的好消息：我学会了健康的生活应对技能，并且找到了独特的自我。虽然我花了很久才成功，但我确实找到了其他减压和自我安慰的方法。我不再需要 Ed 的那些好处了。因为我已经可以用自己的方式，更好的方式，来做到这些。

所以，不论是和 Ed 好的一面，还是坏的一面，我都说了再见，目的，是为了获得真正的好处。

起跳

我时常会把从进食障碍中康复比作攀登山峰的过程。登顶是艰难的，有时甚至是看似进两步退三步的过程。换句话说，康复不是一条直线，会有退步的时候。登顶需要时间，需要耐心。

接下来才是棘手的部分。我们的假设是，登顶之后，任务就完成了。我们付出努力到达顶点，希望在那里迎来康复。然而，没有，任务还没完。在山顶，会有人递给我们一副降落伞，然后指着悬崖边说："起跳吧。"

对我而言，这个转折点发生在治疗团队告诉我，要吃掉全份的食物，相信自己的身体，相信它可以达到一个自然体重。当他们说"带着信念，放手，去信任"的时候，我觉得他们疯了。我既不信任他们，也不信任自己的身体。所以我继续节食，轻微地节食。我不再暴食或清除，所以我觉得这样没问题。稍微节一节食不会有什么妨碍的。（这是个很常见的陷阱！）我后来发现，仅仅是这程度很轻的节食，伤害也是巨大的。每次我都是被节食直接拉回山脚下，旧病复发。

很多其他的因素也会把我扔回山下。我不愿意起跳，于是不断地滑回山脚，不断复发。

每一次，我最终都会受不了进食障碍的折磨，再次开始康复的登山之路。但有时候，攀爬的过程似乎越来越难。我厌倦了要一次次去克服同样的障碍。我精疲力竭，心如死灰。我甚至觉得，也许我就是那唯一一个康复不了的人。

很显然我不是不能康复。不过，为了彻底康复，我必须做完康复了的人都做过的事情，一件都不能少。我必须背上降落伞然后起跳。

我最后终于接过那副降落伞，带着信念跳下悬崖，跳向未知。你也许会疑惑，我究竟是如何做到的呢？这个问题没有简单的答案，是康复过程中几个不能简单回答的问题之一。我必须要做的，就是我治疗团队说的那些：带着信念，放手，去信任。这意味着要去感受恐惧和痛苦，而不是回避。一路上有很多人帮助过我。我让别人和我一起跳，他们都答应了。

一开始，自由落体的感觉惊心动魄。我会怀疑：我的体重会长多少？以及，我会喜欢我新的身体吗？这个过程要比攀登更可怕。我最终感受了恐惧，同时也获得了信心。我想："也许我真的能做到。"渐渐地，自由落体的感觉变得令人兴奋。我自由了。我和 Ed 的拉锯战结束了。我再也不用反反复复攀爬那座山了。真是太轻松了！

　　背上想象中的降落伞，之后起跳，这个过程重要非凡。也许你在攀爬山峰的过程中付出了艰苦卓绝的努力，但却一直未曾起跳。于是一次又一次复发，往返于治疗中心，或者就是不能完全康复。你可能都已经成为康复领域的专家，完全明白自己该做什么，但就是没有做。

　　你是不是陷入了这个回避起跳环节的循环呢？

　　如果你真的按照治疗团队所说的去做，事情又会怎样？你会获得真正的快乐吗？这就是起跳的环节。

　　起跳是可怕的，所以不要奢望等到你不害怕的时候再跳。跳吧，就是现在！来冲着 Ed 宣告独立。当你觉得做不到的时候，就想想我，我也曾有相同的感觉。再看看现在的我，我依然在飞翔呢！

我的新常态

我以前会喝大量的无糖汽水，量大到让我羞于启齿。因为害怕被别人知道，所以我会把饮料罐都藏起来。喝过的空罐，没开罐的汽水，我都会藏起来。就连买饮料时我都会偷偷地去。我倾注了非常多的心血在隐瞒这件事上。我还消耗了同样多的心血来欺骗自己，让自己相信这不算问题。

对无糖汽水上瘾是我进食障碍的重要组成部分。喝了汽水，我就获得了虚假的饱腹感，我喜欢这种感觉。可讽刺的是，这个我为了控制自己的进食量才开始的行为，最终却给暴食和其他失控的进食行为开了道。

关于无糖汽水跟我的疾病之间的密切关系，我一度不敢向我的治疗团队坦白。除了这一点，我把所有事情都告诉了他们。我死死地抓着这个秘密武器。但只要我还抓着它，Ed 就会用它来对付我。Ed 用这个秘密武器把我困在进食障碍里，让我的生活分崩离析。如果我到自动售货机上找无糖汽水，却看到那里显示着"售空"，我就会陷入恐慌。

我怎么可能一边在自动售货机旁恐慌，一边声称自己已经康复了呢？

最终，我向我的治疗团队坦白了，并且逐渐摆脱了对无糖汽水的依赖。没有了汽水的掩盖，我就能感到自己的饥饿，会吃得更多些，这反正也是我需要做到的事。我能更清晰地思考，感觉自己更加健康了。是的，这个特殊版本的健康意味着我也会增加一些体重。这意味着我在彻底远离 Ed，而我的身体在找到属于它的自然尺码。

于是，很长一段时间里，我完全戒掉了无糖饮料，一罐都不喝。注意，这是我的"全或无"思维方式。关于无糖汽水，我还有一些不理性的信念。我曾经有这样的想法："只要有人发现我身边有一罐无糖汽水，他们就会认为我的病没好。"我连接近那种东西都不敢了！

后来有一天，我发现自己特别想喝零度可乐，就去便利店买了一罐。可乐很好喝，但我却内疚得要死。

我跟安坦白了这件事。我告诉她我失败了，喝了一罐零度可乐。那模样就像个忏悔自己酒瘾复发的酒鬼。我垂着头，说："我昨天去便利店买了一罐零度可乐。"

她显然是准备听到更严重的事，所以说："然后呢？"

但其实事情没有然后，到这里就说完了。我没有偷喝汽水。我也没有一次买上整整一包十二罐，然后一次喝完。我也没有因为喝汽水而不吃晚饭。我只是喝了一罐汽水，仅此而已。

我还补充说："而且我真的觉得很好喝。"

她和我讲："也许这是你生活中的一个新常态，你可以时不时地喝上一罐无糖汽水。"

我插话："但我以前真的很上瘾，我以前真的……"

她打断了我，说："我不想听你说以前怎样怎样，那是以前了。重要的是，你现在的现实是怎样的？也许你生活中的量变已经积攒够了，进入了新常态。现在你可以时不时喝上一罐无糖汽水，享受就好啦！"

我的新常态，这个概念很有趣。安说，我的新常态就是我现在已经没有进食障碍了。我的决策应该基于这个新常态，而不是基于过去。当然，她也考虑到了我病情复发的可能。于是她建议，我可以和她追踪一下无糖汽水在我生活中起的作用是什么。对我来说，我明白但凡无糖汽水开始在我生活中起作用，那就可能出问题了。而如果它只是我时不时会喝上一罐的东西，那就没关系。目前为止，一切相安无事。

和安的这次谈话，让我回想起过去，营养师是怎样帮助我克服对暴食食物的恐惧的。那是几种特定的会引发我暴食的食物，由于害怕发生暴食，我一直不敢在家里存放它们。如果家里有这几种食物的话，我能一口气把所有的都吃完。我完全控制不住，所以干脆彻底回避。而在我的新常态下，我已经可以在家里存放它们，并适度地享用它们，不会有任何问题发生。

总而言之，我不是在宣扬无糖汽水，而是在宣扬自由。我既不想让喝无糖汽水的行为控制我，也不想让逃避无糖汽水的行为控制我。我想基于我的新常态来作选择，这个新常态包含了平衡的心智。

写了这么多关于无糖汽水的内容，我有点渴了。我要去喝点儿矿泉水。

行动起来：你还在抓着什么？

你还在抓着什么进食障碍的行为吗？实事求是地审视自己，不要忽视任何一种可能有滥用性质的行为。比如总是嚼口香糖，喝太多苏打水或者咖啡、白水、酒，等等。花几分钟时间，基于你当下的现实把这些如实记录下来。之后，和你的治疗团队谈谈你的发现。记住，是秘密让我们的病久治不愈。

我不是神奇女侠

我小时候是神奇女侠。

哈哈，其实我只是穿了神奇女侠的衣服。穿上那些衣服，我就拥有了超能力。后来我长大了，不能再穿那些衣服了。Ed 就趁机顶替，开始给我超能力。这个超能力倒不是什么一下越过高楼大厦之类的，而是指我不需要吃东西，不需要睡觉，不需要朋友，不需要娱乐。还包括可以不眠不休地工作。这个故事的后续发展你们已经知道了。

我最终开始接受治疗。在整个康复治疗过程中，我力图保住 Ed 给我的超能力，哪怕留下一部分也好。最终我明白了，想保住不用吃东西的超能力是不可能的，但我仍旧觉得可以保住其余的能力。我不再节食，但依然睡得很少，限制社交，也很少娱乐。我不再暴食，但我依然是个工作狂。

尽管我尽了一切努力来维持一个不眠不休、不玩不乐的工作狂式的"康复"生活，但我还是失败了。请不要怀疑我所描述的，它绝对是一个极致的努力。我的所有坚持都换来了同一个结果——耗竭。我还没到三十岁，但我的身体、精神，都时刻处在精疲力竭的状态。我就像是一个水杯，在一直往外倒水（一直过度工作，从没好好休息过），却从未添过水（与人连结和娱乐）。我的进食障碍倒是不见了，但我的生活还是一样悲惨。我开始怀疑："我真的康复了吗？"

当然没有。我有了平衡的饮食，现在，我还需要平衡的生活。我不能仅仅是摆脱了 Ed，却还像以前一样生活。这样失衡的生活方式，迟早会把我拉回他身边，所以我必须改变。

睡眠成了刚需。回顾之前跟 Ed 一起时的生活，我能看清他是如何利用睡眠的剥夺来控制我的。睡不好和吃不好是环环相扣的，所以我要优先解决睡眠问题。不论我想法如何，不论我是否觉得需要，我都要求自己必须保证充足的睡眠。

我必须开始跟他人连结，诚心诚意把人们请进我的生活。第 4 部分主要讲述的就是我是如何把别人请进来的。我也学会了如何获得乐趣（参见第 6 部分的"娱乐救命"）。而且我还给工作设置了界限（同见第 6 部分，"能做即必做"），并且接受了自己无法日理万机的事实。

我终于能说出自己是有需求的了。我没有超能力，我不是神奇女侠。真正的超能力是：我不想做神奇女侠了。

悲伤之云

很多年以前，在一次进食障碍的团体治疗中，我说道："我今天就像是被一朵悲伤之云罩住了。明明是晴空万里，却不知从哪里来的雨雾。"

我还问其他组员："你们也会没来由地感到悲伤吗？"

结果，扑面而来的回答都是：会、会、会。事实上，那天团体里的每个成员都知道我在说什么。他们的回答让我大吃一惊，就像是知道了一个生活的巨大秘密。原来感到悲伤是可以的。我很奇怪为什么直到那时才了解到这一点。

我们活在这样一个社会，它告诉我们人应该 7×24 小时地开心快乐。如果我们感到不开心，那么肯定会有维生素、营养补充剂、药物，甚至也许是最新式的微波炉，这些方法无论如何都能让我们重获笑颜。

当我还在上小学时，老师和家长们都说不哭才是好孩子。所以我从来不哭。尤其是男孩，会被单拎出来讲："男子汉不哭鼻子！"我的嫂子德斯蒂妮，正在挑战着这种成见。她会告诉她的儿子们说，伤心、难过，有情绪、情感，都是正常的。哭泣也很正常。于是我的侄子安德鲁，今年才刚刚三岁，就能和他妈妈说："我觉得难过。"毫无疑问，在对情绪的认知上，安德鲁远远领先于我。我花了二十多年，再加上团体治疗，才能顺畅地说出这句："我觉得难过。"

随着康复的进展，我越来越能跟自己真实的感受连结了。不再用填塞法和饥饿法来赶走悲伤，我开始去感受它。这样看，能够感到悲伤，其实是我的进步。跟我真实的感受连结也是一件好事。

在刚开始有了对感受的觉察时，我真的难以承受。这之前我几乎没体验过自己的真实情绪。所以每种感受都格外强烈，让我近乎窒息。我甚至还认真地觉得自己可能生病了，但治疗师安让我意识到，我的感受是正常的，我是正常的。

当我悲伤的时候，我就会说："悲伤之云到访了。"不论我能不能找到悲伤背后的原因，作为一个健康的成年人，我都有责任照顾好自己。

我学到的最重要的一件事是，我不必非得做点什么来驱赶悲伤（抑或其他任何感受）。相反，在被悲伤之云笼罩的时刻，我是可以做很多自我照顾的事情的。我可以循环播放我最喜欢的歌曲，跟着它轻声哼唱。我也可以给好友打电话，聊聊闲事，或者就聊聊我的悲伤情绪。最重要的是，我可以对自己温柔些，无论在工作中还是生活里，放下那些不切实际的期待。

现在，一方面我会努力记住悲伤的感受是生活的一部分，另一方面我也重视自己之前的抑郁症病史。我能意识到自己需要作好行动的准备，如果悲伤之云变成飓风，我也能迅速应对。虽然我不相信每次难受的时候吃片药就能好，但我也尊重这样的事实——过去，精神科医生和药物曾经给了我很大的帮助。所以，我会保持一个开放的态度，并不排斥未来在必要的时候去见医生和服药。

虽然我的确有抑郁症的病史，但我还有一个更大的历史值得重视，就是我会把一个不大的问题放大成严重的问题。所以我要努力做到不要因为感到悲伤而悲伤，那样只能让自己更悲伤，从而让悲伤之云更加浓重。我过去常用一些消极的想法来折磨自己，比如"我永远不会快乐的"，或者"我生来就注定是悲伤的"。人们经常谈论积极的想法多么有力量，其实消极的想法也是一样的！当我发现自己一直在重复这些消极的想法时，这个发现就能帮我做到跟这些想法分开，然后与自己的内心连结了。我已经知道，在是否被这些消极的、指向未来的想法带离当下上，我是可以选择的。我还发现了一个尤其有用的积极想法，就是"我可以快乐"。

同理，我也还是可以感到悲伤的。我知道这听上去很复杂。我也经常需要治疗师或者好友的帮助来厘清这些。和安德鲁不一样，自从三岁之后，我就没有再命名和体验过我的感受了。有时我比别人更加需要引导，甚至不如一个三岁的孩子。

行动起来：情绪记录表

目前，我生活中最重要的工具不是锤子、螺丝刀，甚至不是我新买的苹果手机，而是我的情绪记录表。是治疗师安建议我把记录表加进日记里的。每天，我都会把我的情绪记录下来，用数字 1 ~ 10 来标示我的心情（1 代表最为伤心，10 代表最为开心）。此外，我还在表上记录我的月经周期，以及其他有价值的信息，包括睡眠情况、用药的变化以及生活中重要的事件，等等。

现在，我已经积累了六个月的有效数据，从中可以看到我情绪的模式。没有这个表的话我是不会注意到的。有了这张记录表，我能更好地接受自己的情绪，预见和驾驭变化。（就像天气预报员一样，我通常能追踪悲伤之云的位置。）

所以，也做一张你自己的情绪记录表吧，记录下自己的心情。你可以用 1 ~ 10 来记录，也可以用 1 ~ 5，用你喜欢的任何方式都可以。关键在于建立你自己理解的、对你有效果的记录体系。几个月之后，看看你是否也能发现自己的模式。

不一样的决定

这本书能写成，实属奇迹。在真正决定动笔之前，我已经花了一年多的时间"想"写这本书。在那段时间里，我说了很多貌似是种决定的话，比如：

我研究完手上的这个专题**之后**就要写这本书。
只要我有了灵感，我就开始写。
除非我有其他事情要忙，不然我会用所有时间写书。

这些想法的问题在于，关于人生的研究永无止境；每天早上醒来都有灵感更是奢望；而且我也一直有非常多的事要忙。每个所谓"决定"都附带着条件，附带着"之后""只要"和"除非"之类的词。于是为了写这本书，我作了一个不一样的决定，那就是：我要写这本书。句号。

作这种不一样的决定的重要性，我是从康复的努力过程中学到的。这些年里，我作过无数次的决定，要摆脱进食障碍。在我向男友倾诉了我的困扰，第一次发出求助的请求时，我决定要康复；在医生查出进食障碍已经开始影响我的骨骼时，我决定要康复；在我差点因为暴食和清除行为车毁人亡时，我决定要康复。

我决定了要康复，但却没能康复。每一次，我都只是短暂消除了进食障碍的行为，往往只有几个月，然后就会复发。即使我不再有暴食、清除和节食的行为，对于食物以及自己体形的负面想法也一直消耗着我。每次康复的努力最终都是徒劳。我想要全然的自由，怎么就找不到呢？

回首过去，我意识到自己早期要和 Ed 离婚的决定跟我初期想写这本书的那些决定很类似。你可能会觉得，这些根本不是真正的决定：

如果我生活中的其他东西都能保持不变，我就坚持康复。

只要我的体重不再增加，我就尊重我的身体。

除非我出现暴食的冲动，否则我会坚持好好吃饭。

你猜怎样？我的生活发生了变化，我的体重增加了，我出现了暴食的冲动。当这些附带条件被突破，我也就回到 Ed 身边了。这些附带条件的存在，意味着 Ed 一直还是我生活里的一个选项。他的名字仍旧被草草地写在我"应对生活方法清单"的某个角落。的确，他的名字已经从清单最靠前的位置移到了最后，这是个进步，但毕竟还在清单上。不一样的决定意味着我要把 Ed 的名字从清单中移除，他不再是我的选项。我一定要康复。

作出不一样的决定并不容易。它绝不是我在某天早上醒来之后说："哦，我下决心了，今天就康复！"然后一眨眼，我就康复了。事实上，首先我得认识到，强烈的渴望和强有力的决定是两码事；"想要"和"愿意"是两码事；"想要康复"和"愿意不惜一切代价去康复"是两码事。然后，我的选择是愿意不惜一切代价去康复。

强有力的决定是承认并尊重进食障碍带来的好处的。Ed 能让我觉得自己很特别，还能帮我缓解压力。我必须哀悼舍弃 Ed 所伴随的这些丧失，同时还要找到别的更健康的方式来实现同样的作用。（我已经发现的是，想要变得特别，只要做自己就可以了。）

强有力的决定还包括剧烈的变化和严格的措施。对于我来说，剧烈的变化就是指尽快阻断每一次进食障碍的复发。我个人的关键点是：暴食之后不做任何清除行为。在我发生暴食行为后，我需要做的是正确的事，也就是不节食、不过度运动、不采取任何清除行为。我还要在每次暴食行为之后，依然正常地去吃下一顿饭。是当天就开始正常吃饭，而不是等到第二天。刚开始这么做的时候，不去清除时就像是有人在撕裂我的心脏，抽走我的灵魂。我无法忍受有食物留在胃里的感觉。当然，它不是真的无法忍受，只是难以置信的难受罢了。再难受，我都无论如何不会去清除——没有附带条件。

为了度过这些艰难的时光，也为了能对自己的行为负责，我必须经常和支持我的团队联络。每当我使用这个资源来照顾自己的需求时，我都觉得自己很失败，会让别人失望。(也许这是因为 Ed 在我耳边倾尽所能地嚷叫："你失败了！你在让其他人失望！")但我其实成功了，别人也为我感到骄傲，就算我自己没有特别感觉到。

强有力的决定最终带来的是坚实的康复。如果我不曾为康复作出一个不一样的决定，今天我就不会真正康复。如果我不曾为写这本书作出一个不一样的决定，现在你就不会有机会读到它。不一样的决定，带来不一样的结果。

行动起来：不一样的决定

你也有一些附带条件，让你一直无法彻底康复吗？好好想一想，和你的支持团队交流一下，再整理完成下列句式：

我会好好吃饭，直到＿＿＿＿＿＿＿＿＿＿＿＿

我会尊重自己的身体，只要＿＿＿＿＿＿＿＿＿

我会用健康的方式锻炼，除非＿＿＿＿＿＿＿＿

现在，为你的康复写下 3 ~ 5 个不一样的决定。

洞

　　我确信你知道洞的存在。那是我们内心一个空虚的部分，而每个人都在试图去填充它。一些人会几乎倾尽所有想去填满它。还有些人会倾尽所有想让那个洞消失不见，于是便不用再填，或者不用再看见。

　　你想用进食障碍的行为去填充的，就是这个内心的洞。当这么做不再管用的时候，有人可能就会转向毒品、酒精，或者全用上。许多人都会这么做，在进食障碍和成瘾行为之间打转。有人则转向亲密关系，有人甚至转向自残行为。但无论你做什么，那个洞依然存在。

　　我曾经用饥饿、清除和暴食就能暂时性地让洞消失。但到最后，我的进食障碍完全不起作用了。我依旧会饿自己、清除和暴食，但那个洞总在那里，唯一的变化是我越来越痛苦。

　　幸运的是，当时我已经在康复的路上走了很远了，已经明白来自外部的东西是无法填满那个洞的。我没有去尝试其他那些自毁的行为（我想过，但没做过），而是选择去感受那个洞，去感受掩盖在进食障碍之下的痛苦。这痛苦是如此的真实、尖锐到无以复加，瞬间让人颤栗、失去知觉、动弹不得。它把我拉进孤独和绝望的深渊里，让我如万箭穿心，痛彻骨髓。我有生以来第一次经历这样的感受，如果这就是康复的样子，那我宁愿一直病着。

事实是，这个洞并不是康复，它只是提示我还有很多康复的工作要做。我之所以在已经能够正常饮食、保持健康体重的情况下还需要接受治疗，部分原因就是这个洞。（有时候我身边的人也很难理解这一点。）

我的朋友亚伦是个康复中的嗜酒者，他说，那个洞唯有上帝能填满。他将填洞的过程比作给汽车油箱加油。只要你愿意，你当然可以给油箱灌满柠檬汁。这样一来，油箱的确会满，但车是发动不起来的。亚伦说，只有汽油能让车发动起来，就像只有上帝才能填满我们心中的洞。

对我来说，用上帝填洞指的是用所有与灵性相关的东西来填洞。不仅包括跟上帝连结，还包括跟人建立关系。（上帝常经他人之口跟我交流，更高的力量往往是以朋友的形象出现的。）此外，我还需要和自己的心、自己的感觉、自己的激情连结。音乐和大自然也带给我灵性体验。它们都能让我回到本真，与自己连结。

用上帝填洞还有一部分指的是不要依附在结果上。如果我认为自己的人生取决于现在这本书能不能登上《纽约时报》的畅销书榜首，那就属于过于依附于结果了。当我发现自己出现了这样的依附关系时，我就必须抽离出来，找回宁静。

我的朋友妮可是个在康复路上的进食障碍和成瘾者，她说："对我来说，用上帝填洞指的是跳出我自身，把生命看作一种馈赠，而不是看作一场无休止的战斗。我不能把身边的人看作竞争对手或敌人，而是要看作朋友，看作我的福报。"

说回那个洞，我不知道它最后是否会消失掉，但我明白它其实根本不用消失。那个洞并不是我们的个体缺陷，而是人性的一部分。（经受过那个洞带来的痛苦之后，我们才成为完整的人。）只要我保持觉察，我就能认出那个洞，察觉到被它左右的冲动。我能够作出决定，不让那个洞干扰我的目标，动摇我的价值体系。

我能体会那个洞，感知到它想要告诉我什么。也许它是在告诉我需要在某个新的领域成长？需要更好地照顾自己？需要让生活更加平衡？

如今，我尝试着不对这个洞加以评判。我试着接受它，然后接着做正确的事。大多数情况下，只要我在灵性方面是中正的，那个洞对我的影响力也就微乎其微。

也许对你而言，用上帝填洞这个概念又很不同。也许你会用别的词语来定义上帝和灵性。你的任务是，找到适用于你的方式。

我能断定你不会把柠檬汁往汽车油箱里灌。但你会用什么去填充你内心的洞呢？

复发是正常的

　　复发是康复过程的正常组成部分，是意料之中的。 在很长一段时间里，Ed 会利用这个无可辩驳的事实来对付我。他会说："没事的珍妮，复发是正常的。 你就先听我的吧，等下我会让你再回到那个什么康复里去的。"

　　每当这时，比起康复，我更想要的是 Ed 给我的短暂放松。 所以我就会听从他，想着："是啊，复发是这个过程中难免的。 肯定有一天，我能做到不再复发的。"

　　但这个 "有一天"，只能发生在我不再以 "复发是正常的" 这个事实为借口去复发之后；只能发生在我为了康复作出不一样的决定之后；只能发生在我意识到可以自己选择是否要回到 Ed 身边去之后。

　　我曾经相信复发是如此自然和正常，其发生就可以像是电光一闪，毫无征兆。 我会这样描述说："我一切状况良好，结果突然一下就好像被 Ed 占据了，迫不得已开始暴食。"

　　现在我知道，我当时并非真的状况良好，否则我的病情也就不会反复了。我倾向于将复发当作一个过程来看待，而不是一个诸如暴食、清除、节食之类的特定事件。在我每一次的复发里，暴食并不是从我第一口强迫性的吞咽开始的，而是要早很多。它始于我在某些其他方面没有很好地照顾到自己的需求。

我记得有一次相当严重的复发，是从我生同事的气开始的。我没有跟她表达我的感受，于是在一周之后，压抑许久的怒火吞噬了我，我的暴食行为开始了。其实在那一周里，我随时都有安抚照顾自己的机会，从而避免复发。但我什么都没做，结果发现自己已经在紧紧盯着冰箱，暴食行为一触即发。显而易见，到了这时候，在是否要暴食这个问题上，我已经很难作出正确的选择了。

所以，我最好在复发过程的前期就开始干预，在和同事生气的这个例子上，打断复发的最佳方式就是去感受我的愤怒，然后和同事好好谈谈。如果我当时能这样做的话，我可能就不会到冰箱里去找解决方案了。病情复发并不仅仅因为这是正常的、难免的。其实我一直都有选择。

当然，我们得学习对复发过程中的每一个环节施加干预，就算你已经排在了单向通行的取餐队伍里。在这个节骨眼上，我们也不能简单地说："好吧，我没能早一点儿阻止这次暴食。现在我只能先这样了，吃完这次，明天再重新开始康复！"我们必须立刻回到正轨上来，一秒钟都耽误不得。我曾经以为，在暴食行为正在进行的时候是停不下来的。事实是，在我的座右铭变成了"不找借口"之后，我发现自己能在 Ed 允许我停止暴食之前就选择停下了。（相信我，你也可以。）

是的，复发是正常的，但并不总是必然的。请尽你所能从每次跌倒中学到经验，尽量避免在同一个障碍前跌倒两次，这样，跌倒的次数会越来越少。那时，复发对你来说就不再是正常的了。而康复将是正常的，彻底康复将是意料之中的。

重要提示

当我说"复发"这个词的时候，是包括了从发生一次暴食和清除（有些人会把这个称作"开小差"），到彻底不再遵循康复计划的所有行为。我在这本书里只使用"复发"这一个词，是因为在我自己的康复过程中，我就是一直用这个词来描述我的所有退步的。在你的康复之路上，你和你的治疗团队可能会对"复发"和"开小差"作区分。但就像我一直说的，使用对你有效的就好。

❸

约会游戏

探索世界

脱离Ed，让我得以开始我的约会游戏。我说的不是跟很多男士约会，而是和自己约会，开始了解我自己。我的生活展开新的画卷，开始重拾失去的激情，尝试新的事物，接纳自己的想法和渴望，变得表里如一。我的生活状态，以及我对幸福的定义，都发生了变化。我离真实的自己越来越近的同时，Ed似乎离我越来越远。探索世界和了解自己的过程，非常激动人心，但也充满挑战。这种约会有时会很吓人。所以，第3部分应运而生。

发现自己（平生初次）

　　从进食障碍中康复，不仅意味着要摆脱 Ed 的控制，更重要的是要找回珍妮。这意味着我要回答：我是谁？我想做什么？我真正相信的是什么？康复不需要我从头开始建构一个珍妮，而是要找到那位一直在我身边，但我从未真正了解的珍妮。Ed 一直不想让我找到珍妮，还把她藏了起来。于是，进食障碍鸠占鹊巢，成为了我本身。伊拉·萨克在《找回你自己》[1] 一书中，讨论了打破进食障碍的身份束缚，重获自由的重要性。

　　记得有一次，我在团体治疗中讲述了我的一个觉醒体验。当然，这个觉醒不是关于"如何令幸福永恒"之类的问题。我只是知道了我最喜欢的颜色是什么。我说："我

---

[1] 《找回你自己》：全名《找回你自己：打破进食障碍的身份束缚：一项创新方法》，*Regaining Your Self: Breaking Free From the Eating Disorder Identity: A Bold New Approach*，作者是伊拉·萨克（Ira Sacker）和希拉·巴夫（Sheila Buff）。——译者注

最喜欢的是粉色，我觉得一直都是这样的。但有意思的是，我的东西里，没有多少是粉色的。"所以后来，我开始用粉色装点我的世界，这能让我开心起来。（不过别担心，我的房间没有夸张到像是涂了一层佩普[1]一样。）

和找出自己最喜欢的颜色类似，我还意识到我热爱大自然。但我的生活却没有体现出这一点来。我很少参加户外活动，或者说几乎没有。我每天会去门外看看信箱、扔扔垃圾，这大概就是我全部的户外活动了。变得健康，意味着要让生活属于我自己，能够反映我自己。首先，在治疗团队的帮助下，我逐渐开始能在家门附近散步。我喜欢散步路上的树，喜欢由这些树木组成的田纳西的秋色。之后，随着健康状况的好转，我开始能够和朋友一起去附近的公园远足。最近，我去了好几次阿拉斯加，就为了置身于纯粹的大自然之中。我在那里攀冰、雪地徒步、越野滑雪。我现在住的纳什维尔没有多少冰雪项目可以玩，但有很多山地骑行的项目。

考虑了几个月之后，我买了一辆山地自行车。如果真的有，我肯定会买一辆粉色的。不过最终我只能作出让步，买了一辆有粉色配件的蓝色款。

发现真实的自我可不只是找出自己最喜欢的颜色，或发现自己热爱大自然，当然，这些都是不错的起点。我还更

[1] 佩普：Pepto-Bismol，碱式水杨酸铋片，一款治疗肠胃病的药，尤以漂亮的粉红色闻名。——译者注

加认同了属于自己的信念和价值观。我先是意识到，Ed 和我的价值观是不同的。Ed 认为瘦比什么都要重要，不论是家人、朋友还是其他什么。而我在理智上知道不是这样的。Ed 的价值观疯狂且毫无理性可言。慢慢地，我越来越能跟自己真实的价值观连结。接着，我又用了更长的时间，做到让行动跟自己的价值观一致。

在后续的康复过程中，我还意识到自己有很多跟食物和体重毫无关系，却同样疯狂而又不理性的信念。治疗师曾经给我布置过这样一个作业，在日记里列一张表，表头是"我生活中遵循的疯狂和不理性的信念"，要求是只列出跟进食障碍行为无关的部分。其中有一个信念是这样的："只要我开始跟人约会，就会丢掉自己的梦想，陷入悲惨的生活。"

后来我明白了，类似"只要怎样，就会怎样"这种过于绝对化的陈述，标志着这种信念可能已经是不理性的了。非理性信念的另一个标志是，这个想法只适用于我一个人。上边这个例子就是这样，别人都可以约会恋爱，在亲密关系中过得很好，只有我不行。在治疗的时候，我试着从同样的信息中总结出合理的陈述，来对抗自己的非理性信念。比如，上边的例子就变成了：如果人们把属于自己的权利都让渡给另一半，他们就有可能会丢掉梦想，变得可悲。

通过这一步，我把这个信念去个人化了，从而给自己腾出了空间，来发展新的、更健康的信念。于是，以此为例，我的新信念就变成了："如果我在一段亲密关系中把握住属于自己的权利，对方就不能控制我的梦想和情感。"

至此，这个信念变得合理了，能够让我在一段恋爱关系中保护好自己，不把自己的权利拱手相让。但这个信念最初的版本，则只能让我远离所有的关系，事实上相当于通过剥夺我选择的自由剥夺了我所有的权利。尽管我康复前的信念体系有大量不理性的成分，由于曾经为之付出太多，我还是很抗拒去改变。只有在我接受了这样的事实，即在这种体系的束缚下我永远获得不了幸福之后，我才开始作出努力去改变。接受治疗和生活中的经历，是让我获得全新信念的关键。新的观念是健康的，是真正属于我自己的。每一天，我都在对自己的信念了解更多。

尽管 Ed 使出浑身解数来阻挠，我终于平生第一次发现了自己。随着我的成长，我的**自己**也在变化之中。一点一点揭开自己的面纱是一个激动人心的旅程，此生我都不会停下脚步。

行动起来：发现你自己

这次不是要集中火力摆脱 Ed，而是来思考，开始认识你自己。毕竟，这才是我们想从康复中得到的。

抛除杂念，与你的心连结，回答下面的问题。如果你跟我一样，那么在一开始，你可能更知道自己"不是怎样的"，而不是"是怎样的"。如果是这样的话，那么就先从自己"不是怎样的"开始。如果你不知道自己最喜欢什么颜色（这也是第一个问题），那么就把你不喜欢的颜色都列举出来。

1. 你最喜欢的颜色是什么？ _____

2. 你最喜欢的户外活动是什么？ _____

3. 你最喜欢的室内活动是什么？ _____

接下来是最有意思的环节：开始让上面问题的答案体现在你的生活里。如果你说自己喜欢的室内活动是桌游，那就多花点时间去玩吧。而如果你写的是不喜欢桌游，那么下次别人找你玩大富翁的时候，就干脆地拒绝。

为何是我？

今天既是很糟糕的一天，也是很棒的一天。我来解释一下为什么。

今天我刚好完成了本书的一个章节，就决定美美地小憩一下。但就在我午睡的时候，我的苹果电脑也"睡"了。区别在于，我醒了，但它没有。

我去苹果电脑服务点，接连找了四位平常神通广大的维修天才，结果他们都告诉我电脑修不了了。我的硬盘崩掉了，里面存着我多年来的工作成果，等着被写到这本书里。这真是糟透了！

我当场泪如泉涌，但这时天才们告诉我，我电脑里有一个备份程序，两天前才安装，而且运行正常。也就是说，我的数据是安全的，应该能找回来。这真的太好了！我把电脑留在了店里，让他们帮我更换新的硬盘。

我开车往家走，长长舒出一口气。没过一秒，我就被一辆大型皮卡追尾了。刚刚那种如释重负的感觉消散了，取而代之的是一位交警、两辆撞毁了的车、一个吓得不轻的年轻人（也就是追尾我的司机）以及他气疯了的女朋友（是皮卡的车主）。一想到修电脑和修车会有多少麻烦事，我就不禁奇怪，为什么会这样祸不单行。自怜自艾的感觉也上来了，我想："为什么是我？"

过去，我一直都是个受害者的角色。我过得好不好完全取决于每天发生的事情。而现在，我竭尽所能摒弃这种"受害者思维"。我过得好不好是取决于我对发生的事情如何反应。我把"为什么是我"这个问题变成了"为什么不是我"。我们在生活中都会有不如意。为什么我会是例外呢？关键在于，我已经学会处理这些不如意了，不会再糊里糊涂地失控。（如果你读过我的那本《与进食障碍分手》，你就会知道一次很小的车辆刮蹭就能成为我暴食的理由。那样的生活已经结束了，真是谢天谢地。）

说回今天的车祸，好消息是没有人受伤。如果说车祸有什么积极作用，那就是让我有了一次练习摒弃受害者思维的机会，还为我忙碌的写作生涯提供了新的视角。车祸再次让我看到了生命的脆弱。不过一眨眼的工夫，一个人的生命就可能消逝。几个小时之前，我还因为可能失去在电脑上毕生积累的成果而泪流满面。但丢失那些数据，和失去我的生命相比，简直不值一提。

现在是晚上了，我在写下这段内容的同时，感觉喉咙有些痛。我可能被几个感冒了的朋友给传染上了，这算是个坏消息。但好消息有两个。首先，我有了真正的朋友，亲密到能把感冒传染给我；其次，我的一个朋友是医学院的，她会过来关照我，刚刚她告诉我要用盐水漱漱口。

　　总结一下，今天，我的电脑崩掉了，我的车被撞毁了，我的喉咙开始痛，而现在我要去用盐水漱口。 今天还是个实实在在的好日子。 这种幸运，又为何能轮到我呢?

吉他：加上康复

如果用吉他加上康复，你会得到什么？答案是：吉他手。

我刚开始学弹吉他的时候，感觉真是又挫败又痛苦。最终我把吉他撇在了衣柜的角落，就此放弃。而今，吉他已经重见天日，我学吉他的体验也跟之前完全不同了。

不同的原因很简单：因为我已经康复了。十年前我想学吉他的时候，我和 Ed 的斗争正处于最为艰苦的时期。当时，有 Ed 环绕在我身边，包括吉他在内的很多东西给我的感觉都是一样的，都像是入侵我生活的外来物种。但现在我特别享受抱着吉他弹奏的感觉，我能够切身感受到吉他的旋律，产生共鸣。这种感觉之前从未有过，因为当时我和我的身体处于失联状态。现在，吉他变得丝毫没有威胁，它已经是我的一部分了。我们连结在了一起。

我的身体也比之前强壮了。彼时，我几乎不可能按住琴弦。现在我手指上的肌肉已经强壮到能够轻松掌控琴弦了。我的精力也更好，有了专注的能力。所有障碍都已经一扫而光。从前，我感觉吉他就像是在跟我作对，现在我觉得我们是合作伙伴了。（当我还在和进食障碍斗争的时候，我经常感觉自己在遭受某种攻击。攻击的来源可能是吉他，也可能是其他的东西，或者其他人。）

因为觉得自己必须要弹得完美，所以我当时特别害怕去上吉他课，那种恐惧我至今还记得。而我现在也在上吉他课，不过已经不再纠结于自己的表现了。其实今天我就上了一节课，而且上课之前，我完全忘记了教我吉他的艾伦·布里顿老师布置的作业。我笑着对老师说我忘了，她也只是一笑而过。课上得很精彩。她一直在指出我在演奏上的进步，我对此也毫不抵触，全盘接纳这些好的反馈。如果我还和 Ed 在一起的话，我一定会推开好的，只捡糟的听。如今，我会允许好的反馈进入我的内心。

当我刚开始学吉他时，我会用当时全或无的二元思维方式，一直判定自己不是个吉他手。只有当我能在众多的听众面前弹出复杂精巧的曲子，我才能算是。今天为止，我也只会弹五六首曲子，比如《奇异恩典》《红鼻子驯鹿鲁道夫》之类，而我的听众通常就只有我三岁的小侄子。但我还是会把自己称作真正的吉他手，而我的侄子则觉得我是个摇滚巨星。这不过就是个思维方式的问题。在当时，我记得自己会这么想："我干吗要花费精力去学吉他呢？等我能弹得好的时候，就已经太老了，把吉他学好最少要花上十年。"

现在已经是十年之后了，现在的我则觉得自己无论做什么事都来得及。事实上，我希望我当时没有放弃吉他，毕竟要是那样的话我现在弹奏时就会很轻松自在了。我不会再把时间耗费在 Ed 以及那些消极想法上了，而是用来弹吉他，而且会一直弹下去。吉他加上康复是一个有趣又奇妙的经历。而生活加上康复则让我的世界变得更美好。彻底康复为我所做的每件事都注入了新的喜悦。你准备好加上康复了吗？

珍妮配得上一张餐桌

这本书的绝大部分内容，都是在我办公室的桌子上写的。因为我仍然单身，住的地方很小，我的办公室其实就是我的餐厅。我的写字台其实就是我的餐桌，上面摆满了文件夹、中性笔、记事本，当然，还摆着我的笔记本电脑。

当我写着如何找到进食障碍之外的自我身份的时候，我的餐桌却失去了它的身份。这有点讽刺意味了，我甚至无法用它吃饭，因为上面摆满了指导人们如何重新开始吃饭的材料。（澄清一下，我还是吃饭的，只是没有在餐桌上吃而已。）

不仅是这张餐桌，我整个住的地方好像都快被进食障碍相关的材料给铺满了。我的客厅看上去像个资料库，里面摆满了书籍、手册，甚至还有赠送的"爱你的身体"乳液。要是我有朋友来家里，我不仅可以给他们泡一杯咖啡，搞点儿吃的，还可以送他们几瓶身体乳，外加一本名为《如何帮助一个患有进食障碍的朋友》的小册子。我承认，这种设置可不是什么理想的居住环境，我必须想办法把工作和生活区分开。

此外，我理应拥有一个井井有条的居住空间。铺满我家的进食障碍相关的材料一直都没有规整好。我已经摆脱了进食障碍，现在我需要摆脱杂乱和无序。

我和我的朋友理查聊了聊，讲了我家中的环境，包括那张餐桌的情况，同时为自己找了很多借口。我说："我已经很多年都没有用过餐桌了。其实，我之前住的三个公寓都很小，连个餐厅都没有，哪有地方放餐桌啊。我已经习惯了在自己的小茶几上吃饭。"

理查很了解我。他直接打断我，说："珍妮配得上一张餐桌。"他接着还说，我配得上一个能支持我健康生活方式的家，配得上一个能让我感到踏实、平和的地方。

对哦，我的确配得上！其实，对之前生活中习惯了的东西耐受力变低也可能是康复的一部分。我曾经满意于自己的整个空间被工作占据。当时我是一个工作起来就不会停下的人，所以工作随处可见，还真让我感到非常方便。但不消说，现在我再也不觉得这样很方便了，反而觉得难以专注。

为了摆脱进食障碍，我付出了很多。而现在，我想要我的住处能够反映出我新找到的内心的平和。我要给房间重新布局，头一件事就是让自己拥有一张餐桌。

当我写下前面这句话的时候，各种各样的理由瞬间涌入我的脑海，都是关于为什么让餐桌归位是不可能的。但我都能够战胜进食障碍了，一个家具的问题自然不在话下。

自从我解决了进食障碍之后，我生活中的大多数"问题"都不再是问题了。

现在我要离开一下，去让我的餐桌归位，安排妥当之后再回来接着写。

妥了，现在我有餐桌啦。腾出这张餐桌花掉了我昨天晚上和今天上午的时间，但我算是搞定了。我扔掉了一些杂物，重新整理了书架，现在餐桌回来了。终于，它是一张真正的餐桌了，我的餐厅也成为了真正的餐厅。我工作和生活的界限更加分明了，房间也少了杂乱感。我的感觉更好，头脑也更清晰了。

理查是对的。我的确配得上一张餐桌，配得上一个平和的居住环境。而且，你也一样配得上！

行动起来：让家更好

你生活的空间有利于康复吗？如果不利，别难过。你已经知道了我的故事。此刻你能对这个家做点儿什么，来让自己静心些呢？也许是整理一些文件，扔一下垃圾，甚至只是点上一根蜡烛？

但如果你有洁癖的倾向，总是强迫自己让家里一尘不染、井井有条，那么要是想改善现状，可能往地上随便扔几件衣服反而会比较好。我一直习惯让家里处于杂乱的状态。（这是一种"既然不能完美，不妨乱到底"的态度。）所以对我来说，进步意味着从地上捡起几件衣物。

不论你住在公寓还是宿舍，别墅还是治疗中心，都没关系。你住在哪里，哪里就是你的家。作出改变吧，努力变得更好!

快乐的前提

"等我瘦成闪电，我就会快乐了。"**我没有**。

"等我体重恢复健康，不再有进食障碍行为的时候，我就会快乐了。"**也没有**。

"等我和马克订完婚，我就会快乐了。"**没有用**。

"等我取消了跟马克的婚约，我就会快乐了。"**还不行**。

"等我辞了服务员的工作，全职在家写作的时候，我就会快乐了。"**你已经猜到了，我并没有快乐起来**。

这些假设的共通之处是什么？

这些假设里，都有"**我**"。

我换了工作，但没换掉我自己。我离开了马克，但离不开我自己。我甚至改变了自己的身体，但内在的我依然没变。我改变了所有外部的因素，从我的身体、我的亲密关系，到我的工作以及其他种种，但内在的我一直没有变化。从外部入手改变内在是行不通的。事实上，只要你照顾好自己的内在，外在的部分自有安排。

诚然，我纤瘦的身材、马克、还有我的新工作都让我高兴过，不过那只是稍纵即逝的、瞬间触顶的兴奋而已，并没有带来真正的快乐。实际上，它们在带来兴奋的同时，还带来了担忧，我会害怕失去这些。变瘦带来了强烈的焦虑，让我害怕无法一辈子保持这样的体重，最终我也真的没保持住。和马克约会的高潮让我担心他会离我而去，而我最终真的失去了他。做全职作家的崭新生活方式带来的担心是我可能无法一直以此谋生。（这件事能持续多久，让我们拭目以待吧。）

我的书你还会读多久，我的故事你还会听多久，我都不确定，我也决定不了这些。但与其担心这些，我选择努力接受这样一个事实，那就是我随时可能失去这些外在的东西，从而聚焦在我唯一会永远拥有的东西上——我自己。我可能保证不了我手脚的完整性，但我的心永远都会是完整的。而是否与之连结，完全取决于我自己。

为了专注于内心，我需要改变我对快乐的定义。快乐不源于变瘦，不源于成功的事业，也不源于和完美的恋人约会。快乐源于，在此时、此地，做下一件切实而又正确的事。换句话说，当我感受每一个当下，真诚地生活时，我就是快乐的。快乐是一种无论外部发生了什么，都存在于内心的宁静而平和的感觉。就算处在社会公认的最糟糕的情形下，我们依然可以拥有这份内心的平静。我的朋友亚伦经常提醒我说，豪华办公室里的商人可能很痛苦，而临刑的犯人却可能很快乐。虽然花了些时间，但我最终还是相信了这一点。

我终于还开始相信，我可以在每一个当下只需真实地存在，而不需行动；只需去体会自己的每一次呼吸。我需要让我的心引领我，而不是跟随我的头脑和里面的所有想法。跟我的心连结，就是跟我的上帝连结。也就是跟我的快乐连结。

现在，我比以往任何时候都更能感受到内在的宁静。当我置身于大自然中、欣赏音乐或者冥想的时候，这种感觉尤为清晰。而对我有挑战的部分，是要在和电信公司争执，或者在面临永无止尽的堵车时，继续保持这种内在的连结感。每当此时，我不会再说等到电信公司让步了，或者堵车结束了我就会快乐。我需要说的是，我现在就要快乐，我可以选择让自己快乐。

活在当下？

104

　　我们真正拥有的，只有当下。等等等等。是的，没错，我此前特别讨厌读到这样的句子。

　　我是一个 A 型性格的人，一个完美主义者，一个工作狂。我认为埃克哈特·托利[1]这种强调"活在当下"的作家，就是想让我终日躺在沙发上冥想，一天天变懒。我想："他们就是想靠说服像我这种作家闲着什么都不做，来彰显自己的书有多棒。"

　　我想："我才不会被骗呢。"然后继续尽我所能地逃避当下。我照旧焦虑着过去和未来，思忖"如果这样会怎样""如果那样会怎样"。当我在忧虑这些"如果"的时候，我就离当下实实在在的东西越来越远了。

　　但是，托利的书《当下的力量》一直很吸引我。我会

---

[1] 埃克哈特·托利：Eckhart Tolle，德国作家，著有《当下的力量》。——译者注

一遍一遍反复阅读，每次读完都想再读一遍。渐渐地，我开始相信，他所传递的信息也许真的可以应用到我的生活里。

我认识的一些人里，包括安，都经常说要"活在当下"。在治疗时间里，安经常会说："保持不动，静下心来，体会内心，呼吸，倾听你的心正在和你说的话。"每当这时，我都会失望地想："我花那么多钱是来跟你谈话的，不是为了在沙发上和你一起静坐的。"我以为我也看透了安。她只要告诉她的来访者保持安静和不动，她就什么都不用做了，甚至根本不用说话，真是聪明。

通过亲身的试验（又名痛苦），我发现这些人们，包括托利和安，都不是在为他们自己着想，而是真的想要告诉我有用的信息。托利并不是想要削弱来自另一位作家的竞争力，安也不是想让我替她完成工作。我是真的需要安静下来，接受当下。

如今的我，正尽全力"活在当下"。我用不同的方式践行这句话，包括每天早晚分别给自己留出一段安静的时间，以及去户外享受大自然。有时我还会去上瑜伽课。最近，安建议我平日里在做其他事情的时候，注意体会自己的呼吸。我觉得有些难，所以我用黑色马克笔，在许多张便利贴上写了"此刻"一词，贴满了家里的每一个角落。每看到一次便利贴，我就会回到呼吸，并专注于当下。这样做的时候，我都能找到平和。我是快乐的。

回头看看，Ed曾经非常擅长把我抽离当下，用暴食、清除或者节食的方式，用担心长了多少体重或者还得减掉多少体重的方式。Ed 对我做的一切，都是在把我从当下拉走。因此，自然而然，在我的生活里没有了 Ed 之后，我仍然很难做到活在当下。到现在为止，我的实践还不算多。但我有信心继续下去，一天一天，越来越多地可以做到活在当下。此刻就开始啦。毕竟正如我开篇提到的：我们真正拥有的，只有当下。

行动起来：忧虑日记

忧虑将我困在进食障碍之中，游离在当下之外。我的忧虑就像是块过度兴奋的肌肉，对抗它的第一步是要去觉察。在我的治疗过程中，我会跟踪自己的情绪，把每一次忧虑的时长都记录下来，写在一本"忧虑日记"里。每一周，我都会把所有引起忧虑的事情记下来。我记下每次忧虑的日期、忧虑开始的时间、忧虑的事情，接着写下事情解决的日期和时间。

我将自己因为忧虑浪费的时间也记在忧虑日记里。大把大把的宝贵时间从我手中溜走，我本可以用这些时间来体会生活。以下两段内容摘录自我的忧虑日记：

星期三下午 2 时：詹妮特生我的气了，到现在她也没有回我电话。

星期四下午 3 时：詹妮特回我电话了。她并没有生气，只是很忙而已。

忧虑浪费的时间：25 小时。

星期一上午 9 时：我肯定完成不了这个项目了，肯定会被开除。

星期四上午 8 时：我正好卡在截止时间前完成了项目，不会被开除了。

忧虑浪费的时间：71 小时。

绝大多数我忧虑的事情，最后都会被解决，或是根本没有大的影响。我还意识到，就算我忧虑的事情真的发生了，并且真的很严重，我也可以等到它发生的时候再去忧虑。干吗要花时间和精力去为同一件事忧虑两次呢？

更重要的是，干吗要忧虑呢？

思考一下，忧虑有让你游离于当下之外吗？追踪一下浪费掉的时间，把它也记录在你的忧虑日记里。然后承诺作出改变，把精力用在能改变的部分，不去忧虑剩下的。

驻扎在解决方案里

你能把一个小土包变成一座大山吗？在这方面，我曾经是专家。见鬼，我能把任何东西变成一座大山！给我一撮沙子、一团灰尘，甚至一个空茶杯，我都能变出山来。我是个发现问题的专家。

我尤其擅长在本没有问题的事情上制造出问题来，就算发生了最好的事情，我也会鸡蛋里挑骨头。如果我中了百万美元的彩票，我就会抱怨自己还得要交税；如果有人请我免费去夏威夷度假，我就会觉得做旅行计划可真麻烦；如果我实现了一个梦想，我就会想："这种好事儿长远不了。"

在进食障碍的治疗过程中，我发现问题的本领表现得淋漓尽致。我的治疗团队注意到，我把宝贵的交流时间都给了 Ed，很少分给珍妮。换句话说，我用了大量的时间一直在说 Ed 的想法，而不是自己的想法。时间一天天过去，团队里的人开始说："我知道 Ed 要说什么了，但我想知道珍妮是怎么想的。"他们希望我驻扎在解决方案里，而不是驻扎在问题里。我觉得他们真够傻的。

他们看不到进食障碍正在毁掉我的生活吗？他们不知道食物是我最大的问题吗？

他们显然不明白。因为他们一直对我说："食物不是你的问题，而是你的解决方案。"哈哈哈！他们可真聪明。（注意这里用的是反讽，我其实还是觉得他们真够傻的。）

但后来，我发现他们不傻，他们是对的。实际上，食物确实是我的解决方案。只是这个解决方案不是很好而已。不论是面对现实问题还是我想象出来的问题，限制食物、暴饮暴食、清除食物都是我采取的解决方案。我需要找到其他方案，能真正起效，并让我过上健康生活的方案。我要成为的不是发现问题的专家，而是发现解决方案的专家。

更有意思的是，我要把重心放在"发现解决方案"上，而不是"解决问题"上。这两个说法的区别在于，专注于"解决问题"反而常常把我困在问题里，就好像陷在泥潭里，苦苦地寻找出路；而专注于"发现解决方案"，我就像是跃出于泥潭之上，获得了全新的视角。这个专注点的转换虽然不大，却给我的人生带来了很大的改变。在我康复的过程中，我经常不须思考我做错的那些事情。相反，我把重心放在发现哪些事情的做法是对的，然后就把这些对的再多做一些。我真的更需要驻扎在解决方案里。

如今，我还是会时不时地变出大山来。每当这时，我都会尽力从山中抽身，转向解决方案。那里才是我现在想驻扎的地方。

你驻扎在哪里？你想要驻扎在哪里？

行动起来：你驻扎在哪里？

先花点时间回答一下文末的那两个问题。然后再回答：要驻扎在解决方案里，今天你可以做的一件事会是什么？

田纳西的阿拉斯加

一次我旅行归来，飞机正要着陆。我透过舷窗看着外面，不禁想："哇！我竟然住在纳什维尔。"小时候，我一直喜欢乡村音乐，并且一直想要住在这里。十年前，我第一次搬到这座小城，我也经常有一样的想法："哇！我竟然住在了纳什维尔。"我还记得初来这里时，我在城里开车游览，想要把目之所及都装进脑海。

数年之后，当我艰难地和进食障碍搏斗之时，初来时的那种喜悦早已烟消云散。即使在我不再有进食障碍的行为后，大部分时间里仍然感觉很糟糕。有很多次，我居然把问题归咎给了纳什维尔这座小城。我想："我需要搬走，搬走了就会感觉好些。"这相当于是在用地理的方法来解决人内心的问题，当然不会有用。

所以我没走。慢慢地，康复后的生活一点一点地带我找回了初来纳什维尔的兴奋（还有整个生活的兴奋）。奇怪的是，重新找回对田纳西的爱，是在我造访了阿拉斯加之后。 在那个美丽的地方，我被大自然迷住了。 我会去徒步旅行、在冰上垂钓，还去看冰川。 在阿拉斯加，我的手机信号和网络连接都不是很稳定，也就不好用，于是得以从身边的景物里获得在家中无法获得的安宁。 即使我的手机能用，我在美国本土的朋友们也很少打电话给我。 他们误以为阿拉斯加没有电力，没有任何现代工具。

一次，我和一位住在安克雷奇[1]的朋友说："我爱阿拉斯加。 这里有很多事可做，而且让人觉得平和。"

他说："你住的地方也有许多事情可做，你在那里也可以感受到平和。"

我想，的确是这样。 他是对的。

这次旅行结束，我回到纳什维尔之后，我开始探索这个属于我自己的城市。 田纳西和阿拉斯加一样，有着丰富多彩的户外活动。 我加入了一个户外冒险团，认识了一些骑山地自行车的伙伴，一起游遍了田纳西。 我还察觉到有一帮和我年龄相仿的人，整个夏天的每个周二晚上都会在我家附近的公园里打排球。 于是去年夏天，我和他们玩得很开心。 要是我能早些更多地关注生活而不是问题，那我可能在前年夏天或者大前年夏天，就已经和他们一起玩了。 除了这些户外活动之外，纳什维尔还是美国的音乐之城。 这里每时每刻，每一个角落都充溢着超棒的音乐。 这里的人们才华横溢、创意非凡。 作为一个艺术专业的人，我知道

---

[1] 安克雷奇：美国阿拉斯加州最大的城市。——译者注

水平最高的录音棚和作曲家其实就在我身边。

我甚至还发现了在纳什维尔的咖啡馆里一坐几小时，不被打扰的诀窍，那就是手机关机，断开网络。这是可以做到的！而之前，我一直觉得想要不被打扰，需要我自己去"赚取"时间和空间，也就是出去度假才可以，比如跑去阿拉斯加。现在，尽管社会环境几乎默认我们不能失联，但我还是时不时地这样做。为了我自己的福祉，这样做很有必要。

从前，我曾经去阿拉斯加寻找乐趣，感受平和。而现在，虽然我依然喜欢阿拉斯加，也还会再去，但是我不必再为了乐趣和平和特意奔波 6507.25 公里（地图上这样显示）。在田纳西，我营造了一个属于我自己的阿拉斯加。Ed 曾经阻止我看向身边的世界，但现在，我重新睁开了看世界的眼睛。我深爱着我看到的一切。

你是不是也需要一点类似我的阿拉斯加一样的东西呢？但你不需要特意飞到那里去。你只需要继续跟 Ed 离婚到底。与此同时，在你居住的城市做一名游客。去体会你身边令人兴奋的世界吧！去感受你精彩的生活！

表里如一

有一天，我的朋友温蒂对我说："你看上去很快乐。"她还说："你的肩膀很放松，而且你看上去沉静又平和。"

她**没**说"你比我认识的人都爱笑"。我过去经常保持微笑，来隐藏内在的痛苦。所以很多人都对我说过这句话。而温蒂没有这么说。她说我看上去很快乐，是因为我真的很快乐。我甚至不需要去微笑也能让人感受到。

最近，另一位朋友罗布对我说："你现在看上去不一样了。你看上去更放松，不紧绷。感觉跟你的身体相处得很舒服的样子。"他**没**说我是他见过最瘦的人。如今，我更愿意听到别人说我看上去很舒服，因为我终于的确如此了。

我的另一个朋友克里斯还说："我感觉你更自信了。"他**没**说我获得的荣誉比别人都多。他说的自信是指我对自己这个人本身更加自信了。我也这样觉得。

你看到的就是事实。我终于表里如一了。在我生命的很大一部分时间里，我的外在（别人看到的）和我的内在

（自己感觉到的）是不一致的。我就像是专业的演员，欺骗了所有人。有一天，我妈妈在读完本书的一部分内容后打电话给我说："我从来不知道你在成长过程中有这些感觉。我们都以为你很快乐，适应良好。现在看来，感觉你就像是过着两种生活。"实际上，我的确过着两种不同的生活，而且连我自己也没意识到。是 Ed 欺骗了我。

Ed 给我最大的谎言就是，他说能把幸福快递到我家门口。即使不是幸福，也至少是轻松。现在真相大白，他也许能快递比萨，但从来快递不了幸福。我一直和他纠缠不清的原因之一是，我一直相信这个特殊的谎言。他一直试图让我相信，只要我的外在保持纤瘦，我的内在就会感觉良好。保持纤瘦的确给我带来了昙花一现的自尊和自信，但这些感觉来去匆匆，转瞬即逝。那时候，周围人惯常跟我说的话大概范围是从"你的身材太完美了"，到"你太瘦了，好吓人，你得多长几斤才行"。我把这些话都当作是对我的夸奖，继而我的内心充盈着喜悦，不过是转瞬即逝的喜悦。长远看来，我越是努力变瘦，就越是痛苦。当我的体重触底的时候，我依然不快乐。最终我接受了 Ed 一直在欺骗我的事实。外在的好（至少是 Ed 口中的好）并不意味着内在的好。

尽管我当时还没意识到，但我康复中所做的大部分工作，都是在让自己成为更表里如一的人。包括克服关系中的相互依赖，感受自己的感受，滋养自己的身体，等等。从前，我会照顾别人的需求，却不照顾自己的；我会拒绝体会内心的悲伤，把微笑挂在脸上；我会在人前忍饥挨饿，然后背地里暴饮暴食。以上种种，不会再有。

温蒂、罗布还有克里斯说的话，是我收到过的最高赞赏。他们告诉我，我现在表里如一了。我更愿意听到这些，而不是任何对我身材的评判。

现在，人们终于能看到真实的我了，由内而外。

行动起来：表里箱

找到一个空盒子，鞋盒就可以。然后，根据你对内心的感觉，装饰盒子的里面；根据别人对你的印象，装饰盒子的外面。装饰的时候可以多些创意。在确保安全的前提下，你可以用任何东西来展现你想表达的，比如旧布料、从报纸和杂志上找的剪报、马克笔和蜡笔之类的。你也可以在下次和治疗师面谈的时候，跟她一起做这个箱子。

我就是跟治疗师一起做的第一个表里箱。那个箱子里面是阴暗破旧的，而外面五彩缤纷。它清晰地展现了我内在和外在的不匹配。你的表里箱告诉你的是什么呢？

4

订婚
对关系的思考

我订婚啦！不是和某位男士，而是投入各种健康的关系中，跟那些赋予我力量，让我积极向上的关系订婚。我和Ed在一起的时候，对不健康的关系，甚至是十足的虐待关系，有很高的耐受力。那时，我跟Ed的关系，还有跟很多其他人的关系，都是功能不良的。而今，我的生活中充盈着的都是令人满意的、爱意满满的关系，和家人、朋友、同事，以及我选择的约会对象皆是如此。令我意外的是，我越是用心经营这些关系，我对自己的认识也更加清晰。如果你也想要和这种关系订婚，那就翻开下一页，开始阅读本书的第4部分吧。

掌控我自己的生活

我呼吸不畅，胃也难受，四肢无力。我刚刚在真正掌控自己的生活的道路上又迈进了一步。从情感上讲，我拿回了一些属于自己的权力，可此刻，我却感受着身体上的虚弱。

我刚刚和一个叫梅根的同事设置了边界。这个行动源于安在今天的治疗会谈中对我说："你还要让这个星球上的多少人掌管你的生活？"

天呐！这真是灵魂拷问。上次我看到自己的出生证明，上面写着詹妮弗·林恩·谢弗[1]。这是我的名字，我觉得这应该是说我是自己的主人。尽管在这方面我已经取得了巨大的进步，但还是经常会以人与人之间相互依存的名义将自己的权力让渡他人。掌控我自己的生活，意味着我不须去

---

[1] 詹妮弗·林恩·谢弗：Jennifer Lynn Schaefer，其中詹妮弗（Jennifer）是珍妮（Jenni）的正式称呼。——译者注

取悦别人。我想要的，是在设置和捍卫自己边界的同时也能尊重他人，以礼相待。

掌控我自己的生活，还意味着我要维持的是健康的界限，而不是简单地砌起高墙。从前我就一直在砌墙。比如说到约会的时候，我砌的墙上就写着："我不需要男人，我不会跟人约会。"试图用拒绝约会来控制自己的约会生活，带来的只是一种掌控的假象。真正掌控自己的生活，意味着建立有弹性的边界，给自己成长的空间——以我自己的速度。

于是，今天的治疗结束后，我给梅根打了电话，开始设置了些基本的规则，其中包括更改了有关明天午餐会的一些计划。虽然只是很小的改动，但对我而言意义重大。

我拿回了我的权力，但同时这些虚弱的感觉也来袭了。讽刺的是，身体上的虚弱感正标志着我在变强。从我过往的经验来看，我知道只要我能允许这种感觉存在，静静地去体会它，最终就能感受到强大。我还知道，只要练得足够多，设置边界、掌控自己的生活会变成自然而然的事，这种一旦设限就会感觉难受的状态不会一直如此。

所以，虽然并不喜欢，我也仍旧静静地跟这种感觉待在一起。这当然不是我此刻想做的事，但我也绝不会想用进食障碍的行为来疏解这种感觉。事实上，如果不是我正在写下这些关于远离进食障碍的文字，我根本不会想到 Ed。

现在我能照顾自己的需求，能去感受不好的感受，能迎难而上，这些时候都不会想到 Ed。对我来说这是巨大的进步，因为过去我真的是用 Ed 来设置边界的。若是在几年之前，我不会给梅根打电话实话实说我的需求，而是会去暴食，然后干脆取消明天的午餐会。(这更像是砌墙而不是设置边界，对吗?)

现在我已经不用再暴食了，也用不着取消什么。我不再靠 Ed，而是靠自己，用自己的声音来设置强有力的边界。我是詹妮弗·林恩·谢弗，是我自己的主人。

你出生证上的名字，写的是谁呢?

行动起来：掌控你自己的生活

在我 27 岁的时候，有一次治疗师给我的任务是列出两份清单。一份写下到那时为止，我做了什么掌控生活的事，另一份写下我做了什么没能掌控生活的事。清单中的几个例子如下：

到 27 岁为止，我没能掌控生活的做法：

• 我让我的前男友支配我们的关系。
• 我很多重大的决定都是为了让别人开心。
• 我没让灵性的部分参与我作出那些决定。

到 27 岁为止，我掌控生活的做法：

• 和前男友分了手。
• 直面Ed，与之搏斗。

- 只身一人搬到纳什维尔来。

你也列出自己的清单吧。由于我们的年龄不一定相近，你清单上的内容可能和我的类似，也可能完全不同，毕竟这是属于你的生活。所以无论你现在是 15 岁、30 岁还是 60 岁，都写下符合你的情况吧。

七座的沙发

　　戴夫最近买了新房，装修得特别棒。在改造时，戴夫说他想让自己的家成为朋友们聚会的场所，能够让他们感到温馨和受欢迎。戴夫上星期搬了进去，已经办过几次小聚会。昨晚，我们七个人一起坐在他的沙发上看了电影。在离开的时候，我意识到自己如今的生活和对待生活的态度都已经大变样了。

　　十年前带着 Ed 一起搬来纳什维尔的时候，家里来客人的事我想都不敢想。实际上，我连沙发和椅子之类能让人落座的家具都没准备。我的家里容不下别人，但更关键的问题是，我的心里也容不下。感受到对关系的需求会令我不知所措。于是 Ed 说服我相信，独处是我最好的选择，而别人的到访只会占用我的工作时间。况且，这些人当然也会拉我去和他们一起吃午餐、晚餐，参加聚会，等等。所以，我尽一切可能避免外出参加任何社交活动，也不会在自己家里跟朋友聚会。

　　我最不想看到的事情就是别人在我的房子里玩乐，用蘸着番茄酱的薯条和其他的聚会食品污染我的领地。我最不想要的东西就是七座的沙发了。在我看来，一个沙发就能把人吸引来。(只要你买了，别人就会来。)跟对食物的态度类似，我对人也有一种精神上的抵抗。"我不需要食物，我也不需要人。"我曾经错得多离谱啊！

　　从前，和朋友出去玩对我来说是出于要完成任务。我知道为了把他们留在我的生活里，需要时不时地在一起活动活动。(我猜在我内心深处，是知道自己需要朋友的。)我通过完成最低标准的任务量来保住"朋友"这个称谓。经验表明，我的所作所为虽然有利于保住这个称谓，却不能维系真正的友情。我从未主动发起过聚会的邀请，只是偶尔接受邀请。

　　我其实并不是讨厌我的朋友们，也不是不喜欢和他们一起玩。事实刚好相反。我跟他们一起非常开心，可同时，这又让我内疚得要死。内疚的原因是，我在娱乐，而没有在工作，没有创造价值。(在那时，我认为唯一能够创造价值的方式就是工作，在这一点上我也错了。)而且我的朋友们对我都非常好，这也让我难受。真正接受他们的爱和关怀会让我焦虑不适到如此地步，于是我尽全力把这些都挡在门外。

　　在康复的过程中，我慢慢学着让别人在一个全新的水平上进入我的生活。我最先让进来的是我治疗团体里的姐妹们。我还记得那时她们每周都在团体结束后邀请我去喝

咖啡，而我也在一周一周地拒绝她们。不过因为她们一直
坚持，我最终同意了邀约。最初几次出去，我的感觉很不
好。对，你一定猜得到，我觉得内疚。但这种内疚是积极
的。在《与进食障碍分手》中我曾提到过，之所以有这种
感觉，是因为你在进步，在打破需要打破的成规。内疚之
外，我还感觉焦虑、不适，总之就是纯粹地不好。有时候，
在康复中感觉不好恰恰提示你正做得很好。

　　历经多年一点一滴的努力之后，我不会再因为和朋友
休闲而内疚了。事实上，我还期盼着这些时刻的到来，而
且开始为我的生活中有这些有趣的朋友而感到幸福。至此，
我意识到了我需要朋友，就像我需要食物一样。至此，孤
独不再是我人生的选项。

　　我的成长也在我的家里表现了出来：我终于拥有了一个
沙发，也经常会有人坐在上面。但不是沙发把人吸引来的，
是我。我的沙发不是戴夫那种能一下子坐七个人的，但我
的心里能容下更多的人。心里能容纳多少，才是最重要的。

32 岁的少年

　　安在一次治疗谈话中和我说："你现在正处在青春期，正在开启约会季。"

　　这句话直接把我说成了一个 32 岁的少年。也许在你看来这很奇怪，但其实对我来说，这是事实。在恋爱和两性关系方面，我一直觉得我落后于同龄人。医生曾经告诉我，对于我们进食障碍的患者来说，从进食障碍占据我们生活的那一刻起，我们在情感方面的发育就停滞了。而当我们康复之后，我们要接着从落下的地方再开始成长。所以当提到约会的时候，我就像是一个被困在一副 32 岁身体中的少年一般。我没有多少约会的经验，所以面对这类关系时就觉得很难，在试着搞明白的过程中倍感挣扎。

　　在高中的时候我还有过一点儿约会的经验：两次舞会，偶尔的晚餐和电影。但是以上所有场合里都有 Ed 的身影。后来，在大学期间，Ed 和我的关系过于紧密。于是在四年里，Ed 只放我和一个男生出去过两次。而且，这两次约会

Ed 都是作陪的。 再后来，我 20 岁到 30 岁期间所有关于约会的尝试里，都有 Ed 的身影。 尝试的次数也寥寥无几，因为这十年间，我有两段很长的厌倦期，其间声称自己憎恨男性。 这两段厌倦期是紧随着我仅有的两段长期亲密关系的。 其实，当时从个人的发展水平上，我还没有作好迎接亲密关系的准备，更不用说如何以和平的方式来分手，于是分手后我就变得满怀怨恨，愤世嫉俗。

22 岁的那段亲密关系完全是 Ed 搞垮的。 另一段就是我和马克的感情了。 我没有真正地、好好地约会过（花时间慢慢了解一个人），就纵身跳入了这段关系中。 在这段关系里，Ed 也有数次短暂的现身。

到现在我终于康复了，健健康康的。 所以我也终于开始约会，这回是真正的约会。 约会时我也终于全然在场，没有 Ed 的牵绊了。 但我发现，尽管我和 Ed 的关系是功能不良的，但至少和他约会的感觉是熟悉可靠的。 就像黄鼠狼给鸡拜年，他能给我带来什么样的可怕后果是我绝对有把握预见的。 而真实人类的行为就不那么可预见了。 一些人尽可能地对我好，充满善意和尊重，这会让我觉得怪怪的；还有些人则不那么好，给我的感觉更像是跟 Ed 在一起。 我真正的挑战是要跟那些对我好的男士待在一起，同时跟那种怪怪的感觉待在一起。 从个人成长的角度看，怪怪的感觉是好事。 这意味着我走出了舒适区，正在探索激动人心的未知，正在进步。

在安的帮助下，我逐渐体会到约会包含的快乐、混乱和艰辛。安对我说："这是个发展阶段，对你会很有价值的。"能在成年之后体会青春期，也让我很开心。至少很少有成年人有借口像少年一样行事。

不管你多大，不管你计算的是生理年龄还是心理年龄，我都希望你能在自己的生活中感受到精彩。我希望你能欣赏当下的经验，感受到它的价值和你的收获。如果你的经验和我有相似之处，你可能也会发现，因为进食障碍，自己在生活的某些方面落后了。但你可能在其他方面领先了别人好几光年的距离。例如，我知道有许多康复中的成年人对恋爱一无所知，甚至还不知道如何核对银行账单，但他们比一般人更加懂得家庭动力和灵性层面的东西（多亏了康复的工作）。

我曾以为自己天生就是个异类，因为我的约会经验不如其他 30 多岁的人丰富。现在我明白了，生命是一个过程，我所在的位置就是我该在的位置。我觉得对你来说也是如此。

（但我必须承认，尽管我在约会的领域取得了长足的进步，但依然有一件事是我厌弃的：那就是去和那个叫 Ed 的约会！）

行动起来：你想要在亲密关系中获得什么？

最近我在几年前的日记里找到了两份清单。列下清单的时候我还没有遇到马克。清单里的内容举例如下：

在亲密关系中我想得到的：

- 互有回应（就像电话一样，要两头儿都能响）。
- 独立（要有自己的时间）。
- 可依靠且成熟。

在亲密关系中我不想要的：

- 操控。
- 索取/依赖。
- 失去自我。

写下这些清单之后，我就忘得一干二净了。当我初见马克的时候，我丝毫没有考虑过清单上的事项。事实上，直到取消了婚约之后，我都没有想起日记里的这两份清单。现今，我更新了一下清单的内容，并将它们贴在了冰箱门上，时常查看。（再好用的工具，也只有真正去用才会有用。）

你也列两份清单吧。如果你还没有开始约会，等到要约会的时候就可以看看。（真正的约会需要你作好准备，所以你也许想先和治疗师谈一谈。）如果你的生活中已经有了恋人，那就用这两份清单来确认当下的这段关系是否符合你的价值观。需要的话，作出必要的改变。

我的家庭

很多人都问过我："珍妮，你的家庭是怎样的？"所以在这里，我会说说谢弗一家。在我童年的大部分时间里，我们都一起生活在得克萨斯州达拉斯郊外橡树径路 360 号。家里的成员包括我的爸爸、妈妈、两个兄弟，还有我。哥哥史蒂文，比我大两岁；弟弟杰弗瑞，比我小四岁。没错，我是老二。

我爸爸的名字是乔。他聪明，有爱心，是位模范父亲。（我妈妈也如此，是位模范母亲。）我的爸爸是位化学工程师，为了抚养家庭工作了三十多年，但他每天都会在五点半下班，和我们一起吃晚餐。在我告诉他关于 Ed 的事情之前，他不知道什么是进食障碍，也不知道在有人得了进食障碍后应该说些什么。他跟我说的第一句话是："你为什么不能像你妈妈和我一样，每天吃三顿饭呢？"

这话听上去完全合乎一位工程师的逻辑，是快捷的解决方案。但我的父亲很善于学习，他很快就意识到我的进食

129

障碍远远不止吃饭这点儿事。为了帮助我，他不惜一切代价，不仅给我付医药费，还会不辞辛苦地驱车从得克萨斯赶到田纳西来参加家庭治疗。

我的妈妈，苏珊，每次都会跟爸爸一起来参加家庭治疗。在认识疾病的历史上，妈妈们曾受到错误的指责，被认为是疾病的始作俑者，其中包括对孤独症和精神分裂症的病因解释。她们也曾背负过进食障碍病因的罪名。我能确定的是，那些声称妈妈对孩子的进食障碍负有责任的书，对妈妈和我都没有用。这让妈妈觉得内疚，于是我也很内疚。我妈妈不是我的病因，相反，她为了帮我好起来，作了一切努力。

我爸妈都以为，只要我得到了帮助，就能很快康复。而我也这么想过。但我们都错了。我十分感激爸爸妈妈在漫长的康复旅程中一直跟我站在一起。

我的兄弟们也一样，我也很感谢他们。我的哥哥史蒂文无数次在电话另一边听我哭诉，倾听我和 Ed 的种种。他不知道应该说什么，所以大部分时间他都在听。有时他会说："我理解不了你正在经历的这些，但我相信你。"举例来说，他肯定永远理解不了我怎么可能会觉得自己胖，但他会相信我真的是这么觉得的，并且学着不去试图说服我改变想法，因为这只会让我们都感到挫败。说来似乎难以置信，但他这样的反应对我真的非常有帮助。事实是，直到我的家人全都不再费尽心思地试图要理解一切之后，他们才真的能更好地支持到我了。相应地，直到我不再试图向他们解释一切之后，我也才能更好地接受他们的支持了。

我的弟弟杰弗瑞跟你们中的很多人在社交媒体上都是朋友。我永远忘不了他跟我道歉的那一刻，他说他和我一起长大，却没能知道我有进食的问题，他为此很内疚。他当然不可能知道。但在他知晓我的病情以后，即使他的大学生活非常忙碌，他也尽了一切努力来帮我。我必须承认，杰弗瑞因为 Ed 吃了我不少苦头。我很容易情绪化，很容易愤怒，于是杰弗瑞成了我的出气筒。万幸的是，他能把我和 Ed 分开看待。杰弗瑞一直爱着我，不过他可能是恨 Ed 的。

其实，家人支持我的方法得由我来教给他们。要想做到这点，我得先审视自己，先自己搞清楚。我会在治疗中讨论这个主题。我是在 22 岁的时候开始接受针对进食障碍的治疗的，并且一个人住在远离家人的田纳西州。我告诉家人，只要我在接受进食障碍专业人员的帮助，他们就不必过问我吃饭的事，我只想跟他们聊生活。

我的家人没有做错过什么，只是有时他们不知道怎么做是对的。我在中学的时候学习很努力，成绩也很好。最近，爸爸妈妈觉得当时不应该那么鼓励我学习，而是应该让我多玩一玩。他们其实从来没给过我压力，从未想让我变得完美。他们只是和别的家长一样，在我取得好成绩时表扬我而已。到我进入大学之后，他们意识到我的完美主义和超高标准已经不健康了，而他们也确实鼓励我多玩点儿，少学点儿。我记得爸爸曾经说："我们不想让你再拿回家一个 4.0（优秀）的成绩了，好歹拿个 B（良好）回来吧，C

（及格）也值得庆祝一下啊。"

　　我的家人做的特别有用的一件事，就是他们把自己照顾得很好。我一直努力学着照顾自己的身体，而我的家人就给我提供了很好的范例（至于杰弗瑞从新西兰瀑布顶上往下跳的愚蠢行为，不纳入考虑）。他们做的另一件重要的事情，就是从来没有放弃我。不论我的病情多么严重，也不论我复发了多少次，他们一直坚信我最终能够康复。他们一直爱着我。

　　我的家人从未明白为什么人人赖以生存的食物会引发如此严重的混乱、困惑和痛苦。但好消息是，他们永远都不必明白。他们尽己所能地学习了、成长了、改变了。我也是。人们经常谈论的是进食障碍如何会让一个家庭分崩离析，但你很少听到的还有——康复是如何让一个家庭凝聚在一起。我们比之前任何时候都更加亲密了。

　　在橡树径路 360 号里这四位的帮助下，我也实现了自己生活的 360° 回旋。（幸好我们没住在橡树径路 60 号。）谢谢妈妈和爸爸，也谢谢史蒂夫和杰弗瑞！

我的学生

我一直觉得我和小侄子艾登之间有某种特殊的连结，可能是因为我们都是家中排行在中间的孩子。但他的父母，史蒂文和德斯蒂妮，可能不同意排行在中间这个说法，因为他们家里只有两个孩子，而他是第二个。但这只是一个技术上的细节问题。我自然地认为他们至少会再要一个孩子给珍妮姑妈来宠爱。

最近，他们问我愿不愿意正式做艾登的生活导师。我十分荣幸，欣喜若狂。我想："哇！如果有父母想让我当他们孩子的导师，那肯定是因为我已经取得了巨大的进步。"

无须多言，在我和 Ed 一起的时候，是不会有父母跑来找我指引他们的孩子的。不过现在，我已经准备好成为艾登的导师了。我也会是一位很好的导师，为此，我得感谢自己人生中的那些导师。

在我刚开始为治疗进食障碍寻求帮助的时候，我的导师之一是艾米莉。她很年轻，是进食障碍的康复者，之前得过厌食症和贪食症。她曾经在一个进食障碍的"十二步"计划里做我的助帮人[1]，经常和我分享她的经验、力量和希望。如果她能够康复，我也可以。和艾米莉面对面的交流对于我的成功康复至关重要。

治疗过程中，有治疗师鼓励我找一位虚构的导师。在我的少女时代，《乱世佳人》电影中的斯嘉丽是我一直仰慕的形象。我敬佩她对当时社会传统性别角色的挑战。她富有激情，强壮而又果决。因为在治疗中的一些作业经常涉及需要变得更加果决，所以在某些时候，我会问自己："斯嘉丽会怎么做呢？"后来，在不断的实践和持续的个人成长后，我最终学会了相信自己，开始问："珍妮会怎么做呢？"

斯嘉丽的扮演者费雯·丽也成为我的榜样之一。她本人也拥有许多斯嘉丽的特质，令我钦佩。她还勇敢地跟双相情感障碍这个病魔抗争，而那个年代人们对这种病症的误解比现在还要深。我是读了玛雅·赫芭琪写的《疯狂》[2]一书才了解双相情感障碍的。这本书充满了力量。而玛雅则是我的另一位导师。希望有一天我也能像她一样，把这样一个宏大的话题写成书。

现在，我在生活中的所有领域都有导师，比如在出版界

---

[1] 助帮人：嗜酒者互诫协会酒瘾者互助治疗的一种设置，助帮人是康复良好的成瘾者，他们会为后加入互诫协会的成员提供免费的帮助，包括接电话、约谈等，通过分享自己的经验和敦促受帮人遵循"十二步"原则来帮助受帮人戒酒。进食障碍的互助治疗也借用了这一方法和设置。——译者注

[2] 《疯狂》：Madness，作者是玛雅·赫芭琪（Marya Hornbacher），目前暂无中译本。——译者注

的导师，在进食障碍领域的导师，以及音乐行业里的导师。此外，我还有灵性导师。我的妈妈和爸爸也是我的导师。有些导师是我经常会交谈的，而有一些则从未谋面。不论这些人是否知道我将他们视作导师，也不论他们是不是现实中的人，他们都在助力我变成更好的自己。

我希望我也能对艾登起到这样的作用。当这本书出版的时候，艾登还不可能识字。（不过我有可能是位非常优秀的导师，让他一岁半的时候就会看书。）

艾登，不论你什么时候会读到这些文字，我都要说，谢谢你。谢谢你选择我作为导师。成为你的导师，也让我能够朝着正确的方向迈进。

因此，你是我的学生，也是我的导师。

行动起来：寻找导师

康复的导师

很多人都给我发过邮件说："珍妮，我从来没亲眼见过从进食障碍中康复的人。"

但是，你没见过，不代表这样的人不存在。从进食障碍中康复了的人是真实存在的！我曾经见过数不清的男男女女，完全从进食障碍中康复了。你也要尽全力找到一个从进食障碍中康复了的人作为榜样。不仅要亲眼见证他幸福健康的生活，还要能和他面对面交流。

你要去参加"十二步"聚会，或者参加其他的进食障碍治疗团体。你还要跟你的治疗师表达这个愿望，说你想要跟真正康复的人建立联系。虽然康复的导师并不能代替治疗，但可以对治疗起到重要的辅助作用。

你可能会想要读一读香农·卡茨写的《战胜厌食》[1]，里面详细讲述了如何找到其他康复路上的伙伴。

生活中的其他导师

有没有人让你觉得钦佩？我们在生活中都需要导师、教练和榜样之类的角色。他们不需要非常完美。有可能你不是很欣赏他们的某些特点，但只要他们具备让你钦佩的特质就可以。你的导师可以是真实的人（生活在当代的，或者很久以前的），也可以是虚构的形象（比如斯嘉丽）。

发挥你的创意，去选择那些能够真正激励你成为最好的自己的导师。早晚会有人来请你担任别人的导师，届时不要惊讶。

---

[1] 《战胜厌食》：*Beating Ana*，作者香农·卡茨（Shannon Cutts）。
——译者注

我会读心术

　　我会读心术。我可以预判人们的想法和感觉。这够神的，对吧？但我的这项特异功能有个小小的问题，那就是，我的预判基本都是错的。

　　第一次意识到我会读心术且术法不灵这个事实，是在大概十年前的一次家庭治疗会谈时。在那次会谈里，我得到机会直接问我父母很多方面的问题。那是些我之前从未问出口，却在自己心里作过预判的问题。于是我终于问出了这样的问题："你是不是因为这件事生我气了？""你是不是不希望我那样做？""你是不是希望我这样做？"

　　最终，我所有的问题都得到了相似的答案。我的父母也许不是每件事都赞同我，但他们尊重这一点：我是个独立生活的成年人，有能力自己作决定。他们还说，我做的任何事情都不可能让他们不再爱我，绝不可能。我从来没有怀疑过父母对我的爱，但是我从来没有真正意识到，我是独立于他们之外的独特个体。我的很多错误预判都是出于一个错误假设，就是我只是他们的延伸部分。但事实上，我的父母希望我能够作为独立的个体健康成长。于是，一个小时的会谈就戳穿了我多年来用在父母身上的不灵的读心术。

总而言之，从进食障碍中康复，让我在各种场合里都能更好地和人沟通了。而反过来，随着沟通能力变强，我的康复也更加坚实了。

读心，经常会把我推向 Ed 的怀抱。我会担心别人的想法，于是就转向 Ed 来缓解焦虑。当我停止读心，直接去和人沟通，我就不需要 Ed 帮我舒缓这份焦虑了。（当然，开始的时候我也会因为要直接沟通而焦虑，但随着经验的增加，感觉上已经容易多了。）在那次特别的家庭会谈之后，又经过了很多年，我现在已经可以轻松坦率地交流，和父母如此，和别人也如此。而我也康复了。

我还记得，几年前妈妈打电话告诉我说爸爸得了癌症。她还说爸爸的病预后良好，应该不会有事。这时我就开启了读心模式，心想："妈妈一定是在说谎，她是想要保护我。爸爸的病不可能会好转了。"但我没有掉进坑里，而是决定直接问妈妈："你说的是真的吗？还是爸爸的病情没这么乐观？"她说："我说的是实情。"我相信了她，事实也证明她是对的。爸爸时至今日还很健康。

现在，当别人说什么话、做什么事的时候，我会尽量让自己从听到的和看到的部分去理解。但我也不是完美的，所以仍然时不时会犯读心的毛病。例如，如果我发出的邮件一段时间内没得到你的回复，读心术会告诉我你生我气了，甚至是你恨我。如果你说的是"再见"，而不是"回头再聊"，读心术会告诉我你讨厌我，再也不想和我说话了。（如果你还想跟我说话，那你说的就应该是"回头再聊"。）但现在的我已经和过去不同。现在的我知道如何和我的内心连结，知道如何体会当下，也知道了如何认清事实。事实是，我根本不会读心术。

孤独

　　我喜欢独居。这样我就不会在冰箱里看到空的牛奶盒，遥控器也不会被乱放。此外，独居还有个额外的好处：我再也不会掉进马桶里了！但最近，我时不时地会想，要是身边能有个人也挺好的，哪怕他只是待在另一个房间里呢。有时，我会觉得孤独。

　　啊，我刚刚说了什么？无论是说出或是写下"**孤独**"这个词，我还是会感觉很奇怪。（没错，感觉奇怪是好事。）在Ed打包离开之前，我的字典里从来没有"**孤独**"二字。实际上，此前听到别人说"我觉得孤独"时，我感觉就像是在听一门外语。我的大脑自动将"我觉得孤独"翻译成"我很弱小"。我将孤独感等同于弱小，并为自己从未觉得孤独感到骄傲。

　　而到头来，真正非常孤独的人是谁呢？是我。有Ed作伴的时候，我只是跟自己的孤独感失联了而已。

　　Ed把孤独的感觉掩盖住，同时还创建了让我日益孤独的环境。他想让我永远归属他，而与世隔绝是实现这个目的的好办法。于是他说我唯一需要的就是他，并且怂恿我把其他人都推开。曾经的我，经常一连几天都没有什么真正有意义的人际互动（比如只是和银行柜员以及超市收银员说上几句话）。直到把 Ed 赶出我的生活，我才开始意识到自己究竟与世隔绝到了什么程度。他离开之后，我体会到了孤独，各种类型、各种程度的孤独。

有时我是因为长期以来推开别人的做法，造成自己已经没有多少亲密联系而觉得孤独。有时我会因为物理空间上的独处而感到与世界脱离。而有时即使身在闹市，我仍觉孤独。这种孤独撕扯灵魂，痛彻心扉。我不仅觉得自己与世隔绝，还会觉得没人爱我。虽然理智上，我知道有人爱我，但我依然没有被爱的感觉。

为了应对孤独，我在生活中作了很多改变。最首要的改变就是我接受了孤独是人生自然的组成部分，是再正常不过的。我会去体验它，而不是通过用食物填满自己或用饥饿麻木自己来与之对抗。我还学到了一些在孤独时滋养自己的方法。有时我会独自一人出去"约会"。即使无人陪伴，我也会做些有人陪着时会做的事，比如租一部电影来看，或者去公园散步。当我在写书的时候觉得孤独，我会合起笔记本电脑，到附近的咖啡店坐坐。就算我不和别人交谈，我也会看着咖啡店里的人们，在那里找到一种归属感。

此外，我还在现实生活中努力建立新的社交网络。我开始联络旧友，并且结交新的朋友。我现在的人际目标是相互依靠，而不是独立。现在，我不会再只是等着别人来找我，而是会主动发起社交活动，去约朋友们一起玩。有时我甚至会期待着可能感到孤独的那些时刻到来（比如某个假期），会策划一些值得向往的活动。而如果严重的孤独感长期挥之不去，我会和安沟通交流，必要的时候接受医疗干预。

此时此刻，我正一个人坐在家里写作。今天一整天里我都是一个人，但我并不觉得孤独。孤独和独处是两个概念。我享受独处的时刻，这些时刻会给我充电。但当我真的感受到孤独时，我知道那实际上是一种进步。和我之前的想法不同，感到孤独标志的不是弱小，而是力量。感到孤独，意味着我能够触及自己的感受，并且接纳当下这一刻。当你觉得孤独的时候，请记住我理解你。在孤独之中，我们奇妙地彼此连结。

挂断电话综合征

有段时间，我的治疗方向是努力让自己变得果决。如
果你恰巧在那时认识我，那么你很有可能被我挂过电话。
也就是说，我们正在通话，因为我不喜欢你所说的内容，你
还没说完我可能就生气地挂了电话。我这样做是想要变得
果决。于是我会挂你的电话，而你肯定不会高兴。

这我也理解。挂别人电话是不礼貌的行为，这和果决
没有关系。从逆来顺受的人，向能自信地表达自己观点的
人转化，我绝对是有些矫枉过正了，跳过了"果决"的范
围，直接变成了"粗鲁"。我花了很长时间，努力实践，才
在其间找到平衡。谢谢所有包容过我的人。

我的治疗团队告诉我，其实我的"挂断电话综合征"对
我来说是种进步。因为这表示我正尝试着表达需求，表达
真实的自己。这和我此前借用 Ed 来沟通的模式不同。从
前我会阻断自己的感受，只说取悦别人的话。过程大概是
这样的：Ed 说"你生萨莉的气了，所以今天干脆不吃东

西，这是对她的示威！"于是我就会让自己挨饿，同时还会保持微笑，对萨莉说些我觉得她想听的话。接着我就会对她心怀怨恨，继而 Ed 会怂恿我用暴食来处理怨恨。这是个死循环。

一次次重蹈覆辙让我心生厌烦，就像是脑袋一次次撞到同一堵墙上。（墙不会塌，但脑袋很痛。）我意识到，要想彻底摆脱 Ed 获得独立，我需要的不是用暴食、清除和节食，而是用自己的声音去交流沟通。我需要清晰、自信地表达自己的需求。但说出自己的真实意图超出了我的舒适区，这也意味着刚开始尝试时，我的方式不会一下子变得清晰和自信，反而有时会显得粗鲁和令人费解。

我会在尝试表达自己的时候感到莫名的挫败感，无名之火窜出来，让我狠狠撂下电话。在不断地练习表达果决而不是攻击的过程中，我也持续地在个体治疗和团体治疗中听取别人的反馈。这些突然地、攻击式地挂断电话终于变成了计划性地挂断电话。我不会再在别人还说着话的时候直接挂断了，而是先礼貌地说："我现在很生气，所以要先挂电话了。"在这之后，我才会挂断。

是的，这又是进步，但我显然还需要更多的进步。我持续地跟我的治疗团队以及团体治疗里的伙伴们练习果决地表达，因为我可以信赖她们，我知道她们会给我这个成长的空间。同样可以信赖的还有我的家人，所以我也会跟他们练习。

练习过程就是跌倒再爬起的过程，也正是这个过程让我走到了今天。我不再逆来顺受了，我会为自己挺身而出。我不可能每次都做到完美，不过在大多数时候，我能清晰有效地说明自己的需求，不带攻击性或消极反应。因为现在的我已经明白，就像我不会读心术一样，别人也不会。

我生活中的人们需要接受这个全新的我。但讽刺的是，从前很多鼓励我变得更果决的人们，实际上并不喜欢这个崭新的、自信的我。随着时间流逝，有些人接受了我的进步，甚至爱上了崭新的我；但也有人从我的生活里消失不见了。

现在我身边都是些自信的人，我们互相欣赏。找出你心中的那份自信，然后加入我们吧！直接给我打电话就好，我不会挂断的，请放心。

受保护的独享日

昨晚出门之前，我收到了艾米发来的消息。她是我的一个患有进食障碍的朋友，正在康复过程中。她说："今晚我不能和你出去了。我需要练习'自我关照'，花一个晚上来放松。我的医生说这是'沙发时间'。"

回头看看我刚开始学着给自己辟出独处时间的那段时期，我完全理解为什么她会在我和沙发之间选择沙发。

我刚康复的时候，用的不是"沙发时间"这个词，而是"受保护的独享日"，简称"独享日"。这个词指代的是每周特定的几天，我通常选的是周二和周四。在这两天，我会单划出几个小时的时间完全留给我自己，这就是所谓的"独享"。

治疗方案中，我的目标是每周有两个"独享日"。因为每周一到周五的白天我都要上班，所以我能规划的是晚上的时间。（这样看来，我所谓的"独享日"其实叫"独享夜"更合适。）在这两天的晚上，我会放松自己，恢复精力，和自己的内心连结。如果我想要点上蜡烛看看书，我就会照做。如果我想写点东西，我也会照做。一个好的"独享日"的关键判断标准就是要做自己"想做的"，而不必是"需要做的"。但如果我想做的恰好也是我需要做的，那也可以做，比如刷碗。我是那种喜欢让洗碗机下岗的人。但我不喜欢吸地板，所以在"独享日"里，我的地板从来不会很干净。

"受保护的独享日"里的"受保护"一词，说的是我必须努力去捍卫这些时间。总会有人想要入侵这个私人领域，尽管可能是出于好意。我必须冒着得罪别人的风险，学会说"不"，来保护自己的时间。还有一件事可能听起来很奇怪，就是我还需要和自己抗争，来保护这些时间。在我真正想要做的事情面前，总是会有我"本来应该"做的事情。比如，我本来应该参加公司的聚会，去帮助一个朋友，等等。当我选择不去做这些事，而是把时间留给自己的时候，我经常会觉得自己很自私。后来我才知道，把时间留给自己并不自私，反而很有必要。"独享日"的几个关键元素就是跟我真正想要的部分连结，保护自己的独处时间，以及有时真的需要自我强制执行。

因为我是个有自我隔离倾向的人，我还得确保自己是以健康的方式实施"独享日"的计划，这部分我曾经和我的治疗团队认真讨论过。我不能让独享日成为我不交朋友、不参加个体或团体治疗的借口。我要让独享日成为一件平衡生活的工具。受保护的独享日教会我在新生活中努力与他人真诚连结的同时，保留多少独处的时间是合适的。我对自己的了解是，如果我得不到足够的独处时间，就无法欣赏和享受跟别人相处的时间。相反，我会愤愤不平、兴味索然。独享日的要义，就是让我的生活变得平衡。

直到今天，我依然需要有自己的私人时间，才能让自己的生活健康、幸福而又高效。但我不再使用"受保护的独享日"这个术语了，因为在坚持了多年以后，划出自己的时间已经变成了自然而然的行为。我当然会有得不到足够的独处时间的时候，但我会迅速觉察到，身体上和情绪上都会有反应。这时我就会翻看日程表，努力尽快安排私人时间。我给私人时间的优先级和看牙医（我会提前6个月预约，从未失约）是一样的。我也尽量不会把挑剩下的时间分配给自己，而是会拿出真正高质量的大块时间来，这样我才觉得对得起自己。

对于私人时间，每个人需要的时间长短是不一样的，这取决于我们各自的性格、工作日程以及家庭责任。即使你和朋友、爱人或者孩子们一起居住，为自己留出时间和空间也很有必要。我的朋友桑迪是一个单亲妈妈，但她会让孩子们不要在这段私人时间里打扰她。在他们家，这段时间叫作"妈妈时间"。

无论是"沙发时间"，还是"独享日"，抑或是"自我专属时间""独处时间""妈妈时间"，等等，这段时间的名字可以五花八门，但重要的是你真的能拥有它。尽力去做吧，找到并保护自己的时间。

如果这意味着要取消我们的预约，我是能理解的。

行动起来：保卫私人时间

对照你的日历，给自己规划一份"独享日"。要用高质量的大块时间。可以是工作日的晚上、下班或者放学之后，也可以是周末的下午。用这些时间，去做你一直想做但从来没时间做的事情。现在你真的有时间了。

这项任务的难点在于，你要一直坚持下去。让独享日成为你生活的一部分。

交友

　　莎拉没有多少朋友，因为她刚刚离婚，前夫分走了朋友，她分走了房子。丹尼没有很亲密的朋友，因为他一直将精力放在经营亲密关系上，比较重色轻友。辛迪没有好朋友，因为一直以来，她唯一的朋友是 Ed。

　　这些听上去是不是很耳熟？反正我很熟悉，而且没朋友的日子离我并不远。人们觉得我肯定有很多好友，因为我写过一本畅销书，还经常上电视和广播节目。但现在我要告诉你们实情。

　　在康复过程中，我能经常见面的朋友只有团体治疗里的伙伴。而当我们的状况有了好转之后，离开团体反而成了康复的目标。于是我们渐渐生疏，各忙各的，而我则直接投向了马克的怀抱，把大部分时间都给了他。在和马克分手以后，我发现自己真的是形单影只。我知道自己需要和别人建立实实在在、有意义的连结，但是具体要怎么做呢？

　　我最先用心连结的是已经在我生活中的人。我开始向朋友进一步敞开心扉，让他们开始了解真实的我。我开始接受别人的帮助，并且也会帮助别人。我有意识地腾出高质量的时间跟朋友待在一起。从前，我一直把自己的出差计划当作不和别人见面的借口，比如说："我下周只有两天在城里，所以没法跟你们聚了。"但现在我开始说："我下周只有两天在城里，咱们聚聚吧！"

　　我开始意识到，我大多数的朋友都是能为我赋能的。他们让我内心的感觉很不错，让我成为了更好的自己。这些友谊不是那种需要记着，日后回报的馈赠（比如"你这回欠我一个人情"）。这些友谊的基础也不是那种唇亡齿寒的相互依赖，而是坦率的交流和真诚的爱。（这些人不会通过删掉我的好友来表达对我的不满。）

　　我的生活中也有少数人就像是吸血鬼一样。他们不会令我振作，而是拉我沉沦。我要做的就是得跟这些人"分手"，把精力放在给我赋能的朋友身上。

　　交到真正的朋友和谈恋爱类似，并不一定能成功，这很正常。抱着完美主义的标准，我曾经以为自己得跟每个走进我生活的人都成为毕生的朋友。这让我精疲力竭，而现在我已知道不是这样的。我开始相信那句老话："人们走进你的生活，因着某个机缘，一阵子，或一辈子。"

　　很多在康复中的人告诉我，他们有时不得不在一段时间里疏远自己某些患有进食障碍的朋友，因为在一起的时候，她们 Ed 间的关系比她们本人间的关系更密切。（这样一来，不仅友谊没能建立起来，每个人的进食障碍反而更严重了。）

除了加强我已有的积极关系（同时结束消极的关系），我还会去交新朋友。有一次，我和朋友罗布谈到自己在这方面有困难。他说，我首先要做的是展示一个开放的姿态。他知道我今晚要参加个社交活动，会遇到些陌生人，所以他布置了一个任务给我。罗布要求我向三个陌生人做自我介绍，而且要在明天上午把这三个人的名字和个人情况用电子邮件发给他。我答应了，结果很快就发现了自己交友的难点所在。

我参加社交活动的一个消极模式是，我会迟到、早退，在场的时候也不会用心和别人交流。（这种模式能认识新人的机会就不多了。）我还发现，自己的身体展现出来的就是拒绝，双臂交叉、抱在胸前，同时回避目光的接触。我需要用心改变我的身体语言，开始看别人的眼睛，并且微笑。如此，我度过了一个艰难的夜晚，但我的确结识了三个人。

罗布交给我的这项任务启发了我，让我明白自己起码需要以一个开放的姿态做自我介绍，询问别人的名字以及他们的个人情况。

在和一些有进食障碍的人们交流时，我发现我们很多人在第一次进入"真实世界"的时候，都会感觉无所适从。有时，我们会觉得每个人都在琢磨我们的体重，观察我们在吃什么。（后来我发现，几乎所有人都会沉浸在他们自己的世界里，不会真的关注我的体重，或者在意我晚餐吃了什么。）有时，我们会不知道该说些什么，因为一直以来我们要么跟 Ed 交流，要么就是谈论 Ed。事实上在刚开始的时候，我不得不刻意地多谈我生活中的其他事情，避免过多谈论 Ed。而我最终学会了做自己。

现在我身边已经有了很多优秀的朋友。对他们来说，我这个朋友也变得更好了。我学会了倾听，知道了这是个主动而非被动的过程。听见人们说话和听懂人们的话语完全不同。我还发现了值得信赖的涵义，保守秘密意味着守口如瓶。不能一边说出秘密，一边说："我本来不应该告诉你这个，所以别告诉别人……"我还知道，若想做好别人的朋友，还意味着要诚实守信。

如果你真心诚意地想交朋友，那么你很可能会跟我有一样的发现：很多人都像你一样想要交到朋友。他们会很开心跟你做朋友。

如果你在哪里恰巧碰到了我，就做个自我介绍吧！我也会做同样的事。

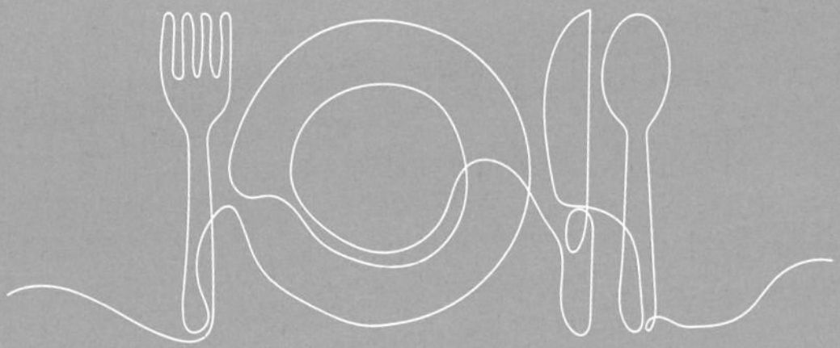

⑤

婚纱

健康的身体，以及积极的身体意象

我的心智、身体和灵性的内部婚礼并不需要我穿着婚纱走过红毯，但我的确需要学会用新的身体走过剩下的人生。无论我的体重、身材、年龄以及社会价值导向如何，我必须对我的身体发展出健康的态度和感觉。我必须学会用恰当的进食和锻炼滋养它。走到今天，我已经可以坦诚地说，我爱我的身体。第5部分会帮你也爱上并珍惜你的身体，如其所是。

最差开场白

　　最近，我听到了一个搭讪的开场白，差劲到难以想象。在健身房里，一个男的朝我走来，上上下下打量着我，然后说："你也是来这里减肥的吧。"

　　真的，他真的就这么说了！但我只是笑了笑说："不是，我来这里不是想减掉什么，我是来强身健体的。"当时我正在举重，这是医生让我用来对抗骨质疏松的处方，而骨质疏松则是我的进食障碍带来的后果。

　　因为我没有迎合他，投身这个当今社会普遍适用的身材焦虑话题，这个人觉得遭到了拒绝，便转身走掉了。看着他走开，我只是奇怪他为什么不简单地打个招呼，然后要走我的电话号码。对于他的评论，我完全没有理会。

　　可回到家里之后，我发现自己在琢磨：这个人是不是真的觉得我应该减肥。他是不是觉得我腿太粗？或者我胳膊上的肉很多？我在浴室镜子前面看着自己的身体，脑海里出现了一个声音："你应该再减几斤。"我迅速认出了这个负面的想法，于是说："Ed，闭嘴！"

等等，说出这句话的真的是 Ed 吗？在经历了完全康复的感觉之后，再跟 Ed 发生这样的对话反而让我觉得别扭了。我已经不再受进食障碍的困扰了，为什么还会和 Ed 对话呢？为什么我还要在生活中给他留一席之地呢？

我把所有这些情况都告诉了安。安从没得过进食障碍。她说如果她在健身房里听到来自一个男生类似的评价，也会有和我一样的感觉。她甚至会在健身房里就立即开始审视自己的身体，然后听到相同的声音："你应该再减几斤。"

于是我想："安是没得过进食障碍的，如果说她也能听到同样的声音，那这个如今偶尔会出现在我脑海里的声音就肯定不是来自 Ed 的。"

我还是有些云里雾里地看着安，说："我的进食障碍已经完全好了，所以还使用'Ed 的想法'来描述就不再适用了。"针对健身房里的事情我接着说："所以那天说是在跟 Ed 对话这种感觉就不对劲儿。因为那确实不是进食障碍在说话。我只是对自己的身体临时产生了一些消极的想法。但凡一个完全不认识的人跑过来问你是否在减肥，绝大部分的女孩都是会这么想的。"

安理解了我，并回答说："那么你可以给那个声音取一个新的名字，不叫它 Ed。要让它跟你现在的情况一致。你想叫它什么？"

没错，得过进食障碍，不代表我以后都要将这个声音叫作 Ed。我已经有了新常态了。对于安的问题我思考了几个月，最终想到了一个名字，能对应上我的新生活。

　　奇怪的是，那个最差的开场白，却推动了我从一个最佳的角度去理解康复后的生活。我决定把那个声音，那个在当今这个身材焦虑的社会中所有人都能听到的声音，叫作"社会 Ed"。

社会 Ed

凯莉说:"我没有进食障碍,但我真的有 Ed。"

斯图尔特也如是说。以及,鲍勃、尼古拉、钱德拉也如此,许许多多的人都如此。在读过《与进食障碍分手》之后,很多人都说,即使他们从未患上过进食障碍,跟食物和身体的关系也是健康的,却也会有 Ed 住在他们的脑海里。正如我上一节所说,我将这个声音叫作"社会 Ed"。

不论我们是否曾经患有进食障碍,社会 Ed 都会告诉我们说,我们的身体不够好看,我们需要让自己的样子更接近杂志和影视剧里的形象。为了达到这个不现实的目标,社会 Ed 让我们不计代价,也就是过度运动和少吃。他让我们把食物按照好坏分类,然后只吃好的。当然,分类的标准基于最时兴的减肥食谱。靠着这种声音,那些减肥食品工业非常成功。不过只是经济效益上的成功,却并不能真正帮人减重。

社会 Ed 在男女老少中间奔走呼号。他的声音在美国

159

以及其他西方文化之中尤其强大，从广告牌到广播里无处不在。耳濡目染之下无人能自动免疫，除非完全与世隔绝，比如住在地下，或者过上穴居生活。然而，虽然我们每个人都能听见他的声音，但我们并不是非得听他的。

不过，我在四岁的时候就一直在听他的了。现在回想起来，就是社会 Ed 帮忙开了门，让我自己的 Ed 得以粉墨登场。感谢我在治疗康复中的一切努力，现在我不再听他的了。事实上，这些年的治疗里我一直致力于养成健康的饮食习惯、获得积极的身体意象。在如何应对社会 Ed 方面，我比大多数没得过进食障碍的"普通人"有更加丰富的经验和方法。没得过进食障碍的人从未每周都和专家对话，来讨论自己臀部的大小；也没有机会参加团体治疗，来学习如何不带内疚地吃下一个汉堡。但因为我做过这些，所以我能直接看穿社会 Ed 的谎言，不让自己受到影响。

的确，我在浴室里照镜子的时候，社会 Ed 有时会试图让我相信自己的身体不够好看。他或许会说："你应该再减几斤。"

这些时刻，安妮塔教过我用好奇而非恐惧的心态来面对。（安妮塔是我的朋友兼同事，是《月下饮食》[1]的作者。）于是，我会看着镜子里的自己想："真有意思。我今天的身体怎么好像比昨天大一号啊？也许是喝水多了？或者

---

[1]《月下饮食》：*Eating in the Light of the Moon*，作者安妮塔·约翰斯顿（Anita Johnston）。——译者注

是穿衣服显得？ 要么，也可能是眼睛在欺骗我。"

我十分清楚，自己的体重是不会在一夜之间就有肉眼可见的变化的。 所以我会到此为止，不带任何迟疑地开始新一天的生活。 而且，绝不少吃一顿饭。

不再被外表困住和担惊受怕，我终于可以走进内心，开始去想："我此刻的感受是什么？""我此刻的需要是什么？"毫无疑问，这些问题的答案都与体重无关。

如今，听到社会 Ed 和我说话，有可能意味着我生活中发生了一些与体形、体重无关的事情需要我留意。 所以我就会格外关注我的感受，满足自己的需求。

感谢我为了从自己的 Ed 中康复所作的大量努力，这让社会 Ed 在我这里无空可钻，不单控制不了我的行动，连情绪都影响不到。 每次和他狭路相逢的时候，都会唤起我对自己从进食障碍中康复的感激之情。

另外我需要着重说明，直到彻底康复之后，我才能把我自己的 Ed 和社会 Ed 区分开。 现在能作出这个区分，是因为在涉及与普通的身体意象相关的问题时，使用 Ed 的称谓给我的感觉已经不相称了。 曾经有过进食障碍，不等于我今天体验到的普通的身体意象问题都是厌食或暴食。 我拒绝一直用这些词汇来定义自己。 我不会在生活中给 Ed 留一席之地了。 虽然我们的文化一直给社会 Ed 保留着席位，但我的选择是不让他侵入我的思想。 那么你呢？

吃上永远停不下来怎么办？

"要是直觉进食法对我没用怎么办？要是我重新开始吃饭，体重一直长下去怎么办？要是我吃上就永远停不下来怎么办？"这些都是我对直觉进食法的顾虑。毫无疑问，从计划性进食向直觉性进食的转换过程绝非易事。

要感知到我的饥饱信号是一个重大的难点。当 Ed 还在掌控局面的时候，我以为饥饿就是有时我的胃真的到了疼痛和隆隆作响的地步的时候，而饱腹则是我的胃被暴食的食物塞满而胀痛时。任何人的身体都不该承受这样极端的压力。

在康复过程中，我学到了一些微妙的信号来提示自己的饥饱。当我非常想吃某种特定的食物时，我可能就是饿了；而当某种食物吃起来感觉没那么好吃了的时候，可能就是饱了。我还学到，饱了之后我的身体会感到压力。我的裤腰带也会感到压力。但这不意味着我在变胖，而是因为我饱了。饱了和变胖不是一回事。

当我越来越熟悉这些信号，接下来最大的障碍就是要信任自己的身体。我知道如果我感觉饿，我的身体就需要食物了。但我能放心地给它提供食物吗？Ed 曾经告诉我，如果我允许自己吃东西，任何意想不到的灾难都可能发生。我可能会吃上就停不下来。

在我病得最重的时候，我对食物是全或无的态度，要么暴食要么绝食。我的很多实际经验就是，不管吃什么，只要我开始吃，结局都是把能找到的食物全部吃掉。我后来明白了这是因为我一直饿着自己。在饥饿的状态下，我的身体会觉得我正处于饥荒之中。我的身体不知道的是，它家旁边就是个大超市，还有几家快餐店。它觉得自己面临着食物短缺，于是天性使然，它要吃下大量的食物，为即将到来的困难时期作准备。在我研读了安塞尔·凯斯[1]博士关于饥饿的研究之后，我对上述概念有了更清晰的认识。

在第二次世界大战期间，凯斯研究了人体对饥饿的反应，为的是找到帮助数百万饥饿的战争灾民恢复饮食的最佳方式。在一群因为不想杀人而拒服兵役的美国年轻人中间，他招募了一些男性志愿者，当时他们的身体和心理都在最佳状态。而当遭受了饥饿之后，这些曾经很健康的志愿者表现出了与厌食和贪食相关的症状。他们新陈代谢的速度下降了，关于食物的强迫性思维却迅速攀升。志愿者们报告的症状包括暴食、抑郁、注意力不集中、乏力、易怒以及怕

---

[1] 安塞尔·凯斯（Ancel Keys, 1904—2004），美国生理学家，主要研究领域为饮食对健康的影响。——译者注

冷等。 在我被 Ed 缠身的时候，这些症状我都有。（康复的一个大礼就是我再也不会时时刻刻都觉得冷了。）

在实验的恢复进食阶段，志愿者们可以重新自由进食，但很多人都说他们怎么也吃不饱。 他们吃上就停不下来。 有很多人都说，恢复进食的阶段比挨饿的阶段更加难熬。 大多数人都花了好几个月，才让他们的饮食习惯回归正常。 注意，他们并没有焦虑体重增加的问题，因为他们没有像跟进食障碍斗争的人那样一直被 Ed 的声音所困扰。 凯斯的研究让我明白，我必须对自己有足够的耐心。 我的身体只是在正常地回应曾经的饥饿，而如果想让它重新健康起来，我需要给它时间。 做到这些会很艰难，但我能做到。

凭直觉进食的另一个难点是我总会想要少吃些，这又总是为接下来的暴食挖好坑。 在我终于承诺增加食量之后，有一阵子我又有些矫枉过正了。 可能是因为食物在我这里终于合法了，我兴奋到吃得越来越多。 有一段时间，我吃的基本上都是之前在我的禁用清单里的食物。 这把我吓得够呛，但还是坚持了下来。 最终，过量饮食逐渐演变成了直觉进食。 关键在于，我相信少吃是不会演变成直觉进食的，不吃下足够的东西只能让我陷在原地。 随着我的饮食达到平衡，我的体重也回归正常。

从记事起，我就一直觉得自己天生就很胖。 为了维持我想要的体重，我认为自己必须一辈子节食。 但我错了，直觉进食给了我真正想要的身体。 你不会看到我成为模特走过 T 台，但你会看到我在阿拉斯加攀爬冰川。 无论如何，我都更愿意选择后者。

　　现在我来回答这个问题："要是我吃上就停不下来怎么办？"我从未打算停下来。我想要在余生的每一天里，都能够凭直觉进食。现在，每天进食对我来说已经不再是噩梦，而是自由。

　　我再也不会停止吃东西了，再也不会。

超级可爱

前几天，我去参加了一个为单身男女组织的活动，叫作"露台单身派对"。因为我真不想一个人上台，所以就找了两位闺蜜同去。当我们这个三人组合现身的时候，我们看上去超级可爱。

然而，随着一晚上遭拒（我那两位年轻的闺蜜就没有被拒），我的"超级可爱"感消失殆尽。我觉得自己超级胖、超级老、超级丑。现在的我和几年之前的区别在于，即使我的心情超级差，我也不会过度放大任何事情了。我没有想要暴食。转向食物的念头压根儿没有出现。相反，我转向了自己的内心。

我问我自己："为什么我会觉得自己又胖、又老、又丑呢？"

让我们先讨论胖的感觉。多年来我接受了许多治疗，个体治疗、进食障碍团体治疗，甚至还参加了一个关于身体意象的团体。多亏了这些治疗，我已经磨练了自己处理肥胖感觉的技能，这种感觉时不时潜入大多数人的生活中，无论他们是否患有进食障碍。（就像前文提到的，社会 Ed 总喜欢告诉我们说，我们的身材不够标致。）

我曾听人说，感觉胖并不是一种真正的感觉。好吧，它感觉上是一种感觉，但它掩盖了其他真正的感觉。现在，当我觉得自己胖的时候，我会问自己："肥胖的感觉背后是什么呢？"

在露台单身派对的那一夜，我发现我感受到了孤独和悲伤。所以当晚在睡觉之前，我都对自己很温柔。我先是给一位朋友打电话聊天，然后泡了个放松的热水澡，最后蜷在被窝里看了一会儿喜欢的书。当我第二天早上醒来的时候，肥胖的感觉消失了。

但是老的感觉和丑的感觉依然存在。幸好，当天上午我刚好预约了治疗谈话。（需要什么就有什么的感觉是不是很好？）我和安倾诉了所有的事情之后就发现，老的感觉和丑的感觉跟我自身的处境是有关系的。

在一个单身派对上，身处一群二十出头的单身人士中间，我觉得自己老。我还注意到，不论男人年龄多大，他们都只围着非常年轻的女孩子转。而我已经三十二岁，处于不上不下的奇怪境地。有时被贴上年轻的标签，有时被贴上大龄的标签。在那个晚上，我就被贴上了大龄的标签。（注意这个词——贴标签。）有男人给我贴上了大龄的标签，我就接受了。接受这张标签也意味着，我接受了关于女性变老即变丑的观点。社会给我们灌输着错误的观点，让我们觉得随着年龄增长，男人会更加与众不同，女人只会年老色衰。

在那天晚上产生年老的感觉让我很是意外。因为在那天的白天我刚刚跟梅乐妮聊到变老的话题，而且感觉很好。梅乐妮是我的一个朋友，她刚刚过了三十岁，为自己超了三十岁大关沮丧得不行。我说了很多帮她打气的话，告诉她说，在三十岁之后，我比从前更加健康和幸福了。我还说，年龄带给了我更多的智识、阅历，让我的头脑更加清晰。这些都不能从教科书中得到，而是需要人生经历。

我解释说，年龄只不过是人们常用的刻度罢了。我们每一天都在变老，无一例外。为什么要和你改变不了的事情作对呢？为什么不庆祝一下呢？我还告诉梅乐妮，我拒绝老了的说法，我永远不会想要回到更年轻的时候。永远不会！

但只过了几个小时，在单身派对上，我就发现自己希望能年轻些。我自身有一小部分，仍然非常认同社会上对年老的认知，这让我很意外。安鼓励我与自己的内心连结，思考要赋予自己的生活怎样的主张。于是，我想到了一句玛雅·安吉罗[1]的诗："不要只做一个年长的女性，要做一个真正的女人。"

我想要成为一个真正的女人。现实是，一部分男人会

---

[1] 玛雅·安吉罗（Maya Angelou，1928—2014），美国黑人女作家，诗人。——译者注

被年轻的女性吸引（尤其是在周二晚间的单身派对上）。现实是，当今西方社会崇尚年轻，喜欢低龄。不过我有我自己的现实。我的现实是，我觉得自己有多年轻就有多年轻。年轻是一个视角。而年龄只是一个数字。至于超级可爱，则是一种心态。

你不用考虑实际的年龄，也不用考虑性别，只需要作出决定，来拥抱真实，强健自己。只要不去拥立社会上扭曲的看法，我们就可以相互支持着拥抱真实。

年复一年，在身边朋友的支持下，我在逐渐成为真正的女人，更好、更强大，而且"超级可爱"！

行动起来：你想为生活赋予怎样的主张？

当我为了社会上对年龄的看法而焦虑的时候，安问我想要赋予生活怎样的主张。你也花些时间思考一下这个问题吧！

明媚夏日与黑暗骑士

　　天气晴朗，我已经整装待发，计划在纳什维尔徒步。我出门走向最喜欢的公园。但就在这时，乔治娅打电话过来问我，要不要跟她和戴夫一起去看《黑暗骑士》。我没有时间同时做两件事，于是问题来了："是选择明媚夏日，还是黑暗骑士？"

　　几乎没有犹豫，我就说："要去。"于是我回家换了衣服，去往电影院。我可以改天再出门徒步。

　　最近面临这种情况的时候，我都会直觉性地知道自己想要什么。在那个明媚的夏日，我更需要去和朋友一起看电影。毕竟就算是蝙蝠侠也需要朋友。当然，若是在几年之前，Ed 会坚持说我需要独自去徒步，而不是静静地坐在电影院里。

　　你可能想不到，有一种方法叫作"直觉运动法"。你可以倾听自己的身体，来明白它需要什么样的身体活动。如果我慢下来，聆听内心深处的声音，就可以察觉我的身体想要什么。就可以知道，我是应该去徒步、去骑自行车还是去散步，或者只是躺在沙发上发呆。

实际上，我是在进入康复治疗后才开始为强迫运动所苦的，之前并没有。曾经有一个阶段，我认为自己每天都必须运动，雷打不动。但事实并非如此。有一种运动叫作过度运动，实际是会损害身体的。

那时候 Ed 是不会去坦白这些想法的，所以只能由我把自己真实的运动情况告诉治疗团队。随着时间的推移，我的治疗团队引导着我转向直觉运动。在这个过程中，我会问自己一些问题，例如："今天我为什么想要去健身房？"我发现，自己去健身房的动机慢慢从消耗卡路里，越来越多地变成了追求健康、幸福以及乐趣。我还需要确保自己足量进食，来支持体育活动。如果我受了伤，或者生了病，我就会完全暂停下来休息。就算我没有伤病，我也需要有能力临时暂停，把运动替换成和朋友一起看一场电影。

《黑暗骑士》是一部很不错的电影，而且那天的爆米花格外好吃。不过，对于这种久坐加爆米花的活动，Ed 肯定非常讨厌。但我也用不着他喜欢，我喜欢就够了！乔治娅和戴夫也喜欢！

如释重负

　　我的大腿能贴到一起了。当我起身站直，双脚并拢，我的大腿根部就会贴到一起。过去我非常讨厌自己大腿之间没有间隙的样子，而今再也不会了。今天，我爱它们贴在一起的样子。我是认真的，请往下读。

　　当我迷失在进食障碍中时，每天一早一晚我都会站在浴室的镜子前，来确保自己的大腿不能贴到一起。（现在我知道，把时间花在这件事情上没什么产值。）因为当时我的体重轻到不正常，所以我的大腿从来没有贴上过，于是我就会感到如释重负，舒一口气。

　　后来经过专业的治疗，我长了一些很有必要的肉。但对于我的体型来说，我依然太瘦了。（很多年来我一直在反复拉扯，一边想维持低体重，一边努力想要康复。这行不通。）就算长了体重，通过一些策略性的努力，我还是能在站立的时候调整姿势让大腿贴不到一起。于是，我就更加如释重负，长舒一口气。对我来说，我犯了个错，我错把大腿的间隙当成了衡量幸福、成功以及自身价值的工具。

现在，无论我怎样调整姿势，我的大腿都会贴在一起了。我处在自己身体的"节点体重"，它是一个范围，而不是固定的数值。我把我的节点体重视为我的理想体重、自然体重、健康体重。这是我的身体与生俱来想要成为的体重，不管我作出想要调高还是调低的努力，它都会抗争到底。当我的体重低于节点的时候，我的身体就会抗争，减缓我的新陈代谢，并且让我渴望暴饮暴食。两者都是让体重升高的努力。

因为我通过破坏性的方式来控制体重的时间太久，所以即使在我已经能够正常进食之后，我也花了很长时间来让体重平衡掉之前的影响，达到现在的水平。这个过程中的一小段时期里，我的体重要比节点高一些。但最终，我达到了自然体重，新陈代谢也恢复了正常。我能够感知饥饱信号，不再有暴食的冲动。活力满满，健康又快乐。

我的体型天生如此，我不会再去试图追求那种不切实际的瘦了。从我固有的身形比例，包括臀部的宽度看，我是不可能在大腿中间留有间隙的同时，还保持健康体重的。而我现在也不再在意这个了。但别人的身体可能会不同。我有个朋友，双腿天生比我分得更开，她的大腿从来没有贴上过，还保持着健康的体重。杂志告诉我们的是，即使每个人天生的构造不同，我们看上去也得是一样的。

你可能不信，反正我是宁愿让体重在身体的自然节点上，不想更轻。就算宝瓶里出现一只小妖怪，说能够让我变得更轻，同时还保持健康（这的确需要一些妖怪的魔法），那我也选择保持当下的体重不变。我真的认为，在这个体重下我的身体最为好看。我是有曲线的！我喜欢做女人的感觉，喜欢自己强壮有力。我还喜欢成为别人的榜样。如果我依然维持着不健康的体重，在讨论积极的身体意象的时候我就会底气不足。

但我必须承认，我以前可不是热衷于保持这个体重的。事实上，有一次我甚至心烦意乱到在停车场撞坏了自己的车。（那是一次妇科检查的时候，医生不小心把体重告诉了我，我整个人都懵了。）只是让自己习惯看到大腿能贴上，就花了我一年的时间，要想喜欢上、爱上这一点就要花更久更久。这世上没有神药，没有奇书，也没有什么运动疗法能说服我，让我爱上自己的身体。虽然很多东西都是有用的，但用处最大的，是耐下心来，给自己时间去适应新的身体。我用其他事情充实自己的生活，最终逐渐得以把消极的身体意象逐出脑海。我终于得到了积极的身体意象，而且这种意象还在变得越来越积极。

在我愿意好好吃饭和保持健康体重之前，我花了很长时间想先改善自己的身体意象。但现实很骨感，我必须得先好好吃饭，达到和保持住健康的体重，才能慢慢改善身体意象。这也就是说，会有一个时期，你虽然拥有了一个健康的身体，却会感觉非常糟糕。但如果你坚持下去，不人为操控进食和体重，那么这种不适感会逐渐淡去，最终你能真正爱上自己新的身体。但如果你没有接着坚持，Ed 就不可避免地会全盘接管，再次把你拖入深渊。我还发现，我做不了什么来加快找到积极身体意象的进程，但我绝对可以做很多事来拖慢它。（例如，纠结大腿之间的间隙，节食，试穿明显过小的衣服。）

体重健康的身体和非自然瘦削的身体，你更欣赏哪一个呢？不管你现在体重秤上的数字如何（即不管你是否还需要增重），我都希望你立下目标——保持自然的体重，并享受它带给你的自由。

当我看到自己幸福的、健康的大腿贴在一起的时候，我会不禁微笑。而且，你也猜得到，我还会如释重负，长长舒出一口气。

行动起来：检查身体

你会沉溺于观察镜子中的自己吗？你会检查两腿之间的间隙么？你会捏起身上某个地方，来寻找脂肪吗？把这些检查身体的行为列成清单，并且和你的治疗师讨论。谈一谈这些检查如何让你和 Ed 难以分离。自我觉察是挣脱束缚、重获自由的第一步。

囚犯

我被判了终身监禁。如果有橘色囚服我会要一件来穿。我所在的监狱是消极身体意象监狱，我的囚服遮住了我的身体，尤其是要遮住身体上新近出现的曲线。康复过程中，在恢复了许多亟需的体重之后，我穿上宽松的衣服，给自己判了无期。我没再穿过合身的衣服，更不用说短裤和泳衣了。我认为，如果人们看到了我身体实际的样子，他们是不会喜欢我的。他们会觉得我放任自流，对我不齿。所以我选择了隐藏。

困在消极身体意象监狱里，我失去了很多乐趣。这个监狱的名字是我的朋友兼同事玛戈·缅因告诉我的。因为不敢穿泳衣，所以我不会去参加泳池派对。因为不敢穿短裤，所以我不能打排球。因为我在一堆时尚的衣服中间会感觉不适，所以我避开了许多社交活动。于是，我就一直穿着 T 恤和运动裤，待在家里。在这段时期，妈妈和我的朋友都鼓励我穿合身的衣服。他们问："你还会再穿牛仔裤吗？"

"不会，"我想，"我又不是没了牛仔裤就不能活。"

没错，在消极身体意象监狱里，我能活下去，但却没法真正地生活。而最终我意识到，我想要的是生活。

渐渐地，我开始穿合身的衣服，比如牛仔裤、腰带裤，还有衬衫，是不属于大码 T 恤或大码汗衫的那类真正的衬衫。我身边的人很快就告诉我说，我穿上新的衣服是如何如何漂亮迷人。我曾经以为他们会不喜欢我，但现在他们却在表示赞赏，他们为我感到骄傲。在耐心地付出时间之后，穿上合身的衣服带给我的感觉变得良好而舒适。正如数年前我首次尝试增重的时候，扔掉了自己变紧了的衣物那样。现在为了拥抱自己崭新的身体，我将宽松的衣物都送了人。（为了康复，在这个过程中我到底买了多少衣服，永远也算不清了。）

177

最终我能拥抱穿着牛仔裤的身体了，但我依然不能接受短裤和泳衣下的身体。直到一个夏天我去阿拉斯加旅游，想要学攀岩。我的一位朋友兼攀岩教练说，攀岩需要穿短裤。我实在太想攀岩了，所以决定冒个险。

当我攀爬大型岩壁的时候，我的朋友在下面协助我。一开始，我还担心自己不够完美的双腿被他一览无余。但当我越爬越高的时候，相比于我的朋友是否在看我的腿，我开始更加担心自己的生命安全了（也就是说不要掉下去摔到地面上）。而当我最终登顶之后，我深深感激着自己双腿中蕴含的力量。

我开始关注我的身体能够为我做什么，而不去关注它的外表。实际上，这也是我克服消极身体意象的关键。作为一个女人，我的身体不仅能够在阿拉斯加攀岩时给我助力，还能创造生命。这是多么神奇的事情啊！

阿拉斯加之旅的几个月后，我又去了一处海滩，在那里穿了将近整整一周的短裤。而且我还穿了泳衣。和第一次穿短裤一样，一开始穿泳衣时我也感觉很不自在。我觉得所有人都在盯着我，嘲笑着我的身材。后来我意识到，绝大多数人都不会看我，他们忙着玩浮潜或者沙子。这些活动要比嫌弃自己的身体有趣多了，所以我也去玩了。

消极身体意象监狱不仅掌控了我的衣柜。曾几何时，我对自己身体的嫌弃严重到不能洗澡的地步。我在淋浴时会闭上双眼，不去看自己身上任何一个地方。还有一段时间里，我不遗余力地回避着所有的镜子。如果我走进浴室，我就会立即闭上眼睛，不想看到镜子中的自己。（这样看来我的眼睛闭起来的时间不算短。）消极身体意象监狱还限制了我去恋爱。我不想让男人和我挨得太近，不想让他们看到、触碰到我的身体。

最终我从狱中逃了出来，我的眼睛也睁得大大的了。事实证明，打开监狱大门的钥匙一直在我自己的手里。但把钥匙插进锁孔转动开门，需要巨大的耐心和时间。开门的过程既需要很多人的支持，也需要我自己有决心过更自由的生活。当我的生活更加丰富时，我对身体的感觉也变得更好了。我开始不再把消极的身体意象看作监狱，而是将其看作一段生活经历，就像是乘了一段车一般。

现在，我爱着自己的身体，也爱我身体上不完美的地方。我能感受到自信。在我的书中，自信与美是同义词。我很美丽，而且不论你有没有意识到，其实你也一样美丽。

机器以及混杂的信息

　　我躺在一张四平八稳、又冷又硬的台子上，一台巨型机器从上方扫描着我的身体。操作机器的技术人员（我叫她南希）说："我刚开始用一个新的食谱，也许你也能用得着。"

　　为什么她要在例行的骨密度测试中途问我，需不需要最新的减肥食谱呢？遇见了南希，再加上健身房里那个男的（参见"最差开场白"，在本章靠前的位置），我开始怀疑为什么总是会有完全陌生的人，一开口就在谈论我的体重和食谱。只说一声"你好呀，最近怎样"不行吗？

　　但听她说了一阵之后，我意识到她知道我有骨质疏松史，所以她可能在想那份最新的食谱能够强健我这些不算很强健的骨骼。但她不知道的是，我还有厌食症和贪食症的病史。进食障碍才是我骨质疏松的元凶。她在一旁说着快餐如何如何罪恶，我却在想，究竟在多少次和治疗团队的会谈之后，我才能够走进快餐店里，点一个芝士汉堡。吃下那个汉堡对我来说是突破，是值得庆祝而不是惩罚的事儿。

不过南希倒是在惩罚她自己。她羞愧地垂着头，说着"我从前每周都会吃……（一种'不好'的食物）还有……（另一种'不好'的食物）"，最后还加上一句"我真是太差劲了"。

但我非常清楚，让她垂头丧气的不是任何一种特定的食物，而是她的新食谱。而且我感觉她还想要让我也一样垂头丧气，因为她拿出了一份足足印了三页纸的食谱递给了我。她作为一位受过专业训练（虽然不是营养领域的专业训练），还在知名医院工作的专业人士，竟然会在尚未咨询我的医生的情况下，就直接塞给我一份食谱。这让我很惊讶。

即使我对她的话一直左耳进右耳出，并会在走出诊室的瞬间就把她提供的所有信息抛之脑后，但我很清楚，若是在几年之前，她说的话很可能会破坏我的康复进程，甚至可能直接让我复发。明晰了这一点之后，我决定把我的故事告诉她。也许这样她就能得到新的思考角度。而且今后在她面对这些别人并不需要的，甚至可能有害的信息时，她很可能会在传递信息之前三思后行。

南希继续就节食的话题长篇大论，于是我打断道："我知道所有关于节食的事情，我本人就是从进食障碍中康复的。"接着，我告诉了她食物本身是无论好坏善恶的。

南希看上去有些如释重负，然后试探着问："所以周末我女儿过生日的时候，我吃的那一小块蛋糕是可以的了？"

当然了!

于是，谈话的主题迅速从节食转换到了直觉饮食法。尽管有很多信息，包括很多医疗健康网站，都提醒我们要严格控制进食，以避免某些身体问题。但我清楚，对我来说最重要的是平衡二字。例如，我的胆固醇很高，这是我的家族病。于是很多专家一直建议我控制饮食。但我不同意!

我已经有能力去分拣这些关于食物和体重的混杂信息了。现在，看着女性杂志的封面，我会瞟到封面的文章推荐。一条是如何减肥的，一条是推销巧克力蛋糕食谱的。每当这时，我都会置之一笑。外界告诉我们："吃吧! 吃吧! 吃吧! 但不要让别人看出来你吃了这些东西。"

每当我听到这种让我减少脂肪摄入的论调，我都会想起当初我的营养师千方百计地想让我多吃些脂肪。而当一位技术员说我需要通过节食来治疗因为节食带来的问题时，我完全能辨明真相。事实上，我们都被不健康的文化绑架了。在这种文化下，就算是医疗专业人士，有时都会被节食的产业误导，给出错误信息。不过在南希的话里有一项是准确的，我的骨质疏松正在好转。

现在，我竭尽全力倾听着我的身体，同时还定期向我信任的专业人士咨询。我一边尽全力变得健康，一边详细记录着我的治疗史，记录着我曾经和严重又致命的进食障碍挣扎搏斗的事。我已经完全康复，记录之前的事不会对此产生影响。不过，就像要了解自己是否得过水痘一样，知道自己曾经得过进食障碍对于我和医生来说都很重要。以这些记录为基础，我的医生就会制定不需要完全改变食谱的治疗方案来应对我的高胆固醇。我也同意了。

对我有效的方案可能对别人无效，反之亦然。如果我们能做到聆听自己身体的声音，而不是各种其他混杂的信息，我们就不至于不知所措。所以，开始聆听吧。

重要提示

聆听自己的身体和听 Ed 的话完全是两码事。如果你需要帮助来区分你和 Ed，一定要持续和你的治疗团队沟通交流。

瘦腿霜

　　瘦腿霜：买还是不买，这是个问题。此前，我从来没有想过要买瘦腿霜。事实上我从来没听说过有这种东西，直到我最近去朋友家里参加了一次化妆聚会（里面会有人推销产品）。我原本只是要去支持一下朋友创业，不是去买东西的。

　　但是，当主办者知道我已经三十多岁的时候，她掏出了各式各样的化妆品，其中一些是用来减轻皱纹的，另一些也是用来减轻皱纹的，以及——瘦腿霜。她抽出一张传单给我，传单上画着一位女士使用前和使用后的效果图，一旁还写着"控制难看的皮下脂肪球"。传单上的图片实在很让人信服，于是我也开始问自己，我的皮下脂肪球是不是也很难看。平生头一回，我在思考是不是要买一管瘦腿霜来"控制"它。

　　瘦腿霜的存在，以及被推销给我，这个事实似乎携带着一个信息，告诉我我需要帮助。多亏了我朋友里有很多女性主义者，加上我在进食障碍领域做了那么多的工作，我才没有那么容易被忽悠。（这里的女性主义者不是指痛恨男人，烧毁胸罩的人，而是相信性别平等的人士，特此说明。）所以我对瘦腿霜说："不用了，谢谢。"但离开聚会的时候，我还有些犹疑。

我想："也许用一点瘦腿霜不会有什么坏处。"毕竟，我不是也在用口红嘛。口红和瘦腿霜有什么区别呢？但我又想："买瘦腿霜会让我成为一个伪君子。我不能白天说着爱自己的身体，晚上却抹着瘦腿霜！"

我就这样想啊想。我很擅长思考，但却不那么擅长作决定（这也是本书第6部分会有一节"若是珍妮，会怎么做"的原因）。化妆聚会过去了一周多之后，我按照预约去看医生，并决定一并问一下瘦腿霜的事。我问医生："瘦腿霜真的会有效果吗？"

他说："没什么用。我就没见过有效果的。"

我感到如释重负，也作好决定了：我不会买瘦腿霜。

"但这个有效果。"医生说道，然后递给我一份小册子，上边介绍了某种激光去除大腿皮下脂肪球的方法。刹那间，我感受到了内心深处发出的一声嘶吼："不！"我甚至连连摆手，大声说着："不，不，不要！"

用激光的方法来移除皮下脂肪球，这个说法让我瞬间就觉得不对。在我的朋友里，卡罗琳·科斯丁是一位女性主义者，她让我学到，从进食障碍中康复意味着我不会再做背叛自己的灵魂，刻意把自己变成某种样子的事。在康复过

婚纱

185

程中，我努力学着去爱上、去尊重自己的身体，可是接受激光手术听上去不是那么充满爱意和敬意。恰恰相反，激光手术听上去是要对我的身体发动一场战争。我的另一位女性主义者朋友，玛戈·缅因，甚至在她充满了革命意味的书中创造了"身体战争"一词，并且用作了书名。我刚刚结束了一场以进食障碍为形式的身体战争。真的要发动另一场战争吗？我在康复过程中付出了大量的时间和金钱，学着接纳这些皮下脂肪球，现在真的要再投入时间和金钱去除它们吗？不不不。

那天离开医生办公室的时候我十分清楚，就算瘦腿霜真的有效，我也不会去用了。我要将我的时间和精力放在享受生活、追寻梦想上，而不是去追求这个社会对美丽变幻莫测的定义。美丽的标准会不断变化，不同的身体特征都会有时迎合标准有时违背标准。可能在我刚刚减脂后，皮下脂肪球就会"进入"到审美标准里。

大多数人都想变得美丽，这没有错，但我们不能在变美的名义之下牺牲自己的健康，甚至出卖自己的灵魂。当我们背叛自己去迎合狭隘的审美标准时，就出格了。在那些时刻，如果我能真正和自己的心连结，我的感觉就会告诉我什么做法没问题，什么做法是背叛。于我而言，化妆是在彰显创造力和自我表达的时候我就感觉很好。但我承认，事情并不总是如此。在我开始康复之前，我会觉得自己不得不化妆。如果我没有化妆，连到门口取邮件都不行。这就不是自我表达了，而是身陷囹圄。

在此，我选择了保留我的皮下脂肪球。你也许会因为不同的缘由而作出不同的决定，这没关系。化不化妆、涂不涂瘦腿霜并不是真正的问题所在。关键在于，我们是如何作出这些个人决定的。我们必须留意自身行为背后的原因；我们面对自己必须诚实，必须作出和我们的信仰、价值观相一致的选择。

现在，我会穿着短裤，自豪地展示着我的皮下脂肪球。事实证明，这些皮下脂肪球根本没那么难看。很多人都看到了我的皮下脂肪球，但他们依然爱我。最重要的是，我也依然爱自己。

行动起来：审美标准

审美标准总是在不断变化的。我们永远跟不上！这个社会误导着我们，说最幸福、最成功的人们都是那些瘦得不真实的人。试着想象一个这样的世界吧，那里所有人都相信最幸福、最成功的人们是那些拥有着自然体重的人。

最好再想象一个世界，在那里，社会欢迎和接纳自然的体重，不须与幸福、成功之类的事情挂钩。那样的话，你的生活会有不同吗？花些时间思考一下这个问题。

哪儿都不如家

    一、二、三，我用足跟相碰，敲击着节奏。我并不是和桃乐丝一起在绿野仙踪的世界里[1]，而是在上声乐课，老师是朱迪·罗德曼。（这位朱迪和《与进食障碍分手》里的那位朱迪是同一个人。几年之前，她把我扣留在营养师的办公室里，逼我喝下了一杯佳得乐营养液之类的东西。）一次次足跟轻碰，感受来自那里的感觉，能够在歌唱时让我全身心都融入到旋律里。

    当我迷失在进食障碍里的时候，我和我的身体是失联的。我感觉自己的头悬浮在空中，身体不知道丢在了哪里。唱歌时，我刻板又僵硬，就像是简笔画里的火柴人。显然，我在治疗会谈时也是这个样子，因为不论是在声乐课上还是治疗过程中，人们都鼓励我动一动，动哪儿都行。我看上

---

[1] 桃乐丝是《绿野仙踪》的女主角，她只要打三下节拍，并且说"哪儿都不如家"，就能立刻回到家里。——译者注

去毫无生气。

从前，我只是将自己的身体看作需要被我控制的东西，但现在我视之为自己生命的居所。正如桃乐丝在《绿野仙踪》里所说："哪儿都不如家。"

我经常和戴夫谈到，我们只是寄居在不同身体里的灵魂。在这世间，我们住在怎样的身体里都是偶然。不论我们得到的身体怎样，不论我们希望它再高点儿还是矮点儿，身体都是我们的居所，需要我们悉心照顾。我们的身体，就是我们的家。

二十多年来，我一直和自己的身体战斗着。我不信任它，而它呢，当然有足够的理由也不信任我。在经历了康复中的艰苦努力，投入了大量的时间，忍受痛苦且没有回头之后，我和我的身体终于不再处于战争状态了。我们同意休战，并且信任彼此。

什么都不如能真正安住在自己的身体里好。曾经让我讨厌的事情如今带给我的是享受。比如跳舞。我以前喜欢参加学校里的舞会，但对真正跳舞却一直很恐惧。我只能做到和朋友一起走进舞池，前后左右，僵硬地摆动着。我觉得很尴尬，仿佛所有人都在盯着我看。但事实上，我的朋友们不仅没盯着我看，还会做出各种曳步舞和霹雳舞的动作，非常的投入和享受。（当时还是二十世纪九十年代初。）现在我在自己的身体里很舒服，而且也理解了为什么我的朋友们那么喜欢跳舞。我依然不是很熟悉霹雳舞，但即使跳不好，也不妨碍我享受舞动的感觉。而且我现在已经能跳出很娴熟的滑步了。

安住在身体里，也意味着要在全新的层面感受自己的感受。康复后第一次有心碎的感觉时，那痛彻心扉的感觉是如此剧烈，我以为我会死去。记得当时我想："现在我明白为什么人们心碎的时候会哭泣了。"当我还和 Ed 在一起的时候，我从来没有心碎过。至少，我从来没有感受到过。

这当然也有好的一面，那就是，当我感到高兴的时候，高兴的感觉也会直抵心灵。我从来不知道，幸福的感觉是如此幸福！当我开怀大笑时，我能感到胸腔在共鸣，并且经常流泪（是幸福的泪水）。这是前所未有的体验。安住在自己的身体里，让我的人生开启了崭新的维度。它的可贵，我千金不换。

现在，安住在自己的身体里，和身边的人在灵魂层面的交流也变得更加轻松。我尽全力去观察其他人的内在，他人也可以看到真正的我。有趣的是，我现在知道，人与人之间能够互相吸引，都有赖于灵魂层面的交流。我曾以为吸引别人的是我的身体，但吸引别人的其实是我的能量和灵魂，这让我感觉很好。我终于在"家"中寻求到了平和。

你和你的"家"有冲突吗？也许是时候和你的身体停战了。就像我和我的身体一样，你们也还要共处很长一段时间呢。哪儿都不如家。你也将足跟相碰，感受一下吧！

一，二，三！

体重秤归来

　　我听到敲门的声音。打开门，我看到我的朋友萨拉站在门外，抱着一个体重秤。她把体重秤递给我说，自己跟进食障碍困斗了很久，终于发誓不再强迫性地频繁称体重了。但她还没准备好直接把体重秤扔掉，于是想要寄放在我这里一段时间，直到她能够完全摆脱掉它。

　　我把体重秤塞进了壁橱后面。那里还堆放着很多别人的东西，都是这几年间他们在尝试从 Ed 那里夺回力量时存放在我这儿的。包括一套舞会礼服，几条牛仔裤，还有一条丑出天际的伴娘长裙。（其实从审美上看，这是一条漂亮的长裙。我觉得丑陋，是因为我清楚为了穿上这条裙子，我那位朋友折磨自己到了何种地步。）

　　早在几年前，我就打破了经常称体重的习惯，所以从未试着使用萨拉给我的体重秤。实际上我完全把这个体重秤忘在了脑后，直到有一天我的朋友麦乐迪来接我去机场。我看着塞满了东西的行李箱说："希望这箱子没超重，航空公司只给了 22 公斤的行李额。"

麦乐迪说:"要不先量一下,你有秤吗?"

于是我想起了萨拉的体重秤,把它翻了出来。但是行李箱实在太大,在秤上维持不了平衡。于是麦乐迪直接站到体重秤上,两手拎起行李箱。记下数字后,她放下行李箱,又量了自己的体重。两个数字相减,她告诉我说:"这个箱子有 21 公斤左右。"

我不禁觉得:"哇!"

这声惊叹不是因为麦乐迪的数学技巧,也不是因为行李重量正好卡在行李额边缘,而是因为麦乐迪根本没有犹豫,就站上了体重秤开始量体重。麦乐迪从来没得过进食障碍,而且非常明显,无论怎样的体重都不会影响她的生活。我心想:"这才是自由啊。"

这让我想起几年之前的一场关于进食障碍的演讲,演讲者是伊芙琳·特里弗雷,我的同事兼朋友,《减肥不是挨饿,而是与食物合作》的共同作者。讲到摆脱体重困扰的时候,她说,康复了的人们经常说:"我康复了,我都不知道现在自己有多重。"

伊芙琳接下来的话让我更是讶异,她告诉我更加自由的状态是达到可以知道自己的体重,但不以为意的境界。只是站上体重秤,看到数字,就这样而已。我陷在椅子里,想:"天呐,不知道我是不是也能做到。"

在我生命中的那段时间里,我因为不知道自己的体重,寻找到了前所未有的宁静。不过也有不那么平静的时刻,

婚纱

192

就是在医生诊室里的时候，我会担心有人不小心把体重告诉我。我担心如果知道了那个数字会带来些什么。之前我已经讲过，因为妇科医生说漏了嘴，我就发生了车祸。我不想再毁掉更多的车，也不想再让自己受伤。

在参加伊芙琳的讲座几年后，在看到麦乐迪对体重秤的漠然态度几个月后，我把量体重的事情说给了安听。我们一致认为，重新使用体重秤，只站上去一次，可能对现在的我有用。所以没有犹豫，我就站上了体重秤，看了上面的数字。什么都没有。

并不是说我没有体重，而是说我没有感受到任何能量出现，没有情绪产生。那只是一个数字而已。和之前一样，我发出了惊叹。那之后我也没再量过体重。（如果你知道萨拉最后扔掉了体重秤，一定会感到欣慰吧。）我也不再担心在诊室里不小心听到自己的体重了。当我觉得自己不可能变得更自由的时候，我真的变得更加自由了！

如果我在这之前就站上了体重秤，可能会产生截然不同的反应，大概率是不好的反应。很多年以来，我都珍视着通过不知道体重来获得的自由，不想为了得知体重而冒失去自由的风险。如果你也曾想过站上体重秤，就去和你的治疗团队谈一谈，理清这种想法背后的需求。有些已经康复的人会选择永远不量体重，这也没问题。我们每个人的路径都各不相同。

现在我也依然不会量体重，但我知道一个大概的数值。我现在的体重和 Ed 期望的体重之间，差的是好多公斤重的幸福。 这是我永远不想减掉的重量。 永远不想!

给 Ed 的留言: Ed，如果你读到以上这些文字，不要利用这一部分的内容让不知道自己体重的人们去量体重。 我在盯着你，你的小伎俩我一清二楚。 而且，Ed，我的读者们也在盯着你呢。

行动起来: 是什么拖住了你?

是什么把你拖住，让你继续被体重困扰? 可能是一个体重秤、几件衣服，或者其他不相干的东西? 尽全力摆脱掉这些东西。 如果你因为舍弃某样东西而感到内在的强大阻力，那么这些东西可能恰恰是你最需要舍弃的。 如果你不能承诺完全放弃某件东西，那么就请朋友保管一段时间，并且保证你想要的时候还给你。 我想，不论你舍弃的是什么，你的生活一定会好很多。

如果你的确需要处理一些衣服，那么就再往前走一步，去买一些健康的新衣服。 带上你的朋友或者家人一起去商场，让他们帮你挑选衣服，不要让你看到尺码。 在买下衣服之后，让售货员帮你把所有标签剪下来。 这样你就拥有了无尺码的衣服和无尺码的衣柜。 这是我几年之前和妈妈一起做的，对我很有帮助。(不过现在，我不用麻烦别人跟我去商场帮我剪标签了。就和体重秤的问题一样，衣服也不再具有影响我的能量。)

6

"百分百"不完美的婚礼

克服完美主义

完美的婚礼并不存在，完美的婚姻也不现实。无论对于你还是别人，都是如此。为了彻底摆脱进食障碍，找到生活中真正的快乐，我不得不用和当时应对Ed同等程度的力量去应对完美主义。我必须正视自己刻板的倾向，努力训练自己的灵活性，即使那意味着不够完美（或者非常不完美）。无论你是像我曾经那样，在跟严重的完美主义斗争，还是在进行相对小型的战役，第6部分都会帮你在这个"百分百"不完美的人生中向着更多的快乐和幸福迈进。

关于本书

这本书大约有六万词[1]，需要排好版在二十四小时内向出版社交稿。尽管书还没有写完，但我刚刚还是出门跟朋友吃了一顿时间不短、无比放松的晚饭。（是的，出门吃饭真的很放松。）今天早些时候，我还跟另一位朋友出去喝了咖啡，就为一起欢笑一起开心。上周末，我跟另外一位朋友去远足，还看了电影。过去的这一周里，我把很多精力（也许用了过多的精力）花在了一个我喜欢的人身上，我们互发消息、短信，更多的则是我在琢磨他会不会打电话给我。

现在我正在写这本书——我会按时交稿的——而且我不需要变成一个完美主义的工作狂。我没有不眠不休地工作。事实上，我享受到了前所未有的开心和快乐。

别误会，我离完美地克服完美主义还差得很远。但现

---

[1] 此处是指本书英文原文的词数。——译者注

在我已经明白，我的目标是进步，而不是完美。尽管我依然会时不时有完美主义的倾向，但我的情况在持续好转，已经和最开始的状况隔了几光年的距离。不，是几光年再加上几光年。（我说过有时我还会有完美主义倾向，加上这句就是完美主义的体现。）但毕竟我写完了这本书，书前的你正在阅读，这就是我进步的证据。

在写这本书之前，很长一段时间里我都没有动笔（第2部分的"不一样的决定"里面曾经提到过我各种不动笔的借口），因为我害怕这本书不会像第一本那样好。有出版商（不是我的出版商）告诉我说，一个作家的第二部作品一定会被认为是败笔。这本书正是我的第二本，于是我推迟了动笔，继而又推迟了一段时间。只要我不写，就不会失败。而真正没有被推迟的是完美主义，它一直在行动，像以往一样，造成我的拖延以及效率低下。

当我终于着手写这本书的时候（设置截止时间可以有效推动工作），我发现自己难以把五年来所有有价值的信息都纳入草稿里。我想将所有的治疗工作、专业会议笔记、自己的日记以及其他许多内容都囊括进来。但当写作的时候，我总是会陷入停顿，觉得非常疲惫，而且感觉自己永远不可能有时间把这五年里所有的信息都分门别类呈现出来。现在距离交稿时间还有一天，让我看看是谁手边还有一堆又一堆还没有仔细看过的材料呢？

在写作这本书的过程中我意识到，我要讲述的并不是来自上周的一次治疗会谈的笔记，或者前年的一次专家会议上的摘录，而是直接从我的内心流淌出来的东西。它们是真实的，而不是完美的。

在完稿之前，我面临的最后一道难关就是这一部分提到的完美主义。很有意思的是，我发现自己想要让讨论完美主义的这部分内容，呃，怎么说呢，完美。我连轴转着，想要把自己在治疗和生活中学到的所有应对完美主义的方法都写下来。最终我意识到，我只能脚踏实地讨论对我有效的策略，于是就有了现在书中呈现的内容。对你来说，我写下的内容可能并不全都有用。但就像对待任何别的东西一样，拿走有用的就好。

至此，这就是关于完美主义的第一小节。它并不完美，当然，也不必完美。我以至诚尽己所能，给出我目前为止能做到的部分。希望在你读完第 6 部分后，也能逐渐意识到，上述这些原则一样适用于你。

新动力

　　我躺了一整天，感觉抑郁非常，浑身瘫软，动弹不得。这是我很多人生低谷的时刻之一，也是我能意识到，只要我拿起电话和人聊上两句，就会感觉好一点的时刻之一。但问题在于电话实在太远了，离我足足有两步之遥。我无法聚集起能量支撑自己走过去。我的头很痛、胃很疼，刚刚还呕吐过。你可能会吓一跳，但这一切都和 Ed 无关。这些都是完美主义带来的。

　　我已经相当长一段时间没有食物相关的破坏性行为了。我之所以吐了，不是因为想要控制卡路里，而是由于焦虑和担忧让我的胃翻江倒海。因为想把每件事都做得完美，于是我哪件事都没办成。好吧，可能也不能说是每件事，毕竟我已经不再纠结于食物和体重了。可说到底，还有那么多的事等着呢啊。

　　不想面对其他事情，是让我那天瘫在床上的部分原因。在这个不可能凡事都达到完美的世界上，Ed 曾向我承诺说我能在一件事情上一直保持完美。据他所说，即使我生活中其他所有事情都悄然离去或者变得残缺，我至少能够拥有完美的体重。即使我掌控不了其他的一切，我也能掌控我吃下的食物。随着 Ed 的离开，这种掌控感也离我而去了。Ed 曾经是我和我的完美主义倾向之间的缓冲。现在没有了这层缓冲，我必须独自承受所有来自完美主义的压力。

Ed 一直保证我能通过节食、暴食和清除行为来舒缓来自完美主义的焦虑和压力。没有了 Ed，我便不知如何是好了。即使完美主义带给我的痛苦比以往更甚，我却依然在它身后紧追不舍。我只是不情愿放弃追逐那片海市蜃楼的幻象，即便我永远触碰不到也依然不想放弃。但凡在工作中我取得了成绩，我就会认为自己本应该取得更大的成绩。如果我取得了更大的成绩，那么我会认为这种成绩本应更快取得。于是大多数时间里，我都觉得自己被打败了，从来没有赢得过什么。

我怀疑自己为什么要花那么大力气从进食障碍中康复，难道就为了感觉如此糟糕？当我的状况走向低谷的时候，我开始怀疑到底哪个更糟，是 Ed，还是完美主义？有时候，我真是觉得自己处于前所未有的最低点。

躺在床上的那一天里，我来到了另一个十字路口。完美主义要么把我推回 Ed 的怀抱里，让我感到如释重负（而我则可能在跟 Ed 纠缠的下一个回合里小命不保了），要么我会接着生活在这般悲惨的境地里，过得一天比一天差。我也觉得，在现在的状况下我一样活不下去。尽管我从来没想过要自杀，但我经常会想到"消失"。例如，在高速立交桥上行驶的时候，我就会想："如果我的车现在冲出护栏，直接撞到下方的车流里，也没什么关系。"究竟等到什么时候，我才能决心要不遗余力地从完美主义中康复呢？

我的治疗团队曾经花了好几年的时间试图说服我，让我直面完美主义的问题。他们说，完美主义和暴食（或是其他进食障碍的行为）一样，都是饮鸩止渴。但那时我就是不信，觉得完美主义的问题没那么严重。我曾经以为，没有了进食障碍的生活对我来说就足矣了。实际上我那时是把自己所有的成就都归功于完美主义的。如果当初没有完美主义作为我生活的动力，那我可能什么也做不成。不过我的治疗团队说，我需要找到新的动力。而我认为他们只是想让我变懒，就像治疗进食障碍时我觉得他们只是想让我长胖一样。（这两回我都错了。）

我觉得一旦完美主义不再是我的动力，我可能会终日躺在床上无所事事。然而，当我的完美主义最严重的时候，请问我又在做什么呢？答案是**终日躺在床上无所事事**。完美主义恰巧把我塑造成了我一直以来力图避免的模样。那么最后，我被说服了吗？

是的，我意识到自己必须作出改变。我必须找到其他实现目标的方法，不能再寄希望于完美主义。尽管完美主义在一段时间里能推动我把事情做好，但代价是高昂的。它偷走了我的快乐。它告诉我祈祷以及其他的灵性追求都是浪费时间，给我的精神生活带来消极的影响。完美主义让我看待生活的态度变得悲观而不是感恩。它带给我稀缺心态，觉得世界的资源是不够的，所以我必须抢先一步，需要比别人都强大和优秀。把完美主义作为动力断开了我跟他人的连结，让我一蹶不振。

想要重新起身需要大量的时间和耐心（还有长时间的治疗），但我最终找到了新的动力。这份新动力源自我体内最深邃、最安宁、最愉悦之地——源自我的心。斩断与完美主义的连结，和我的心连结，是我人生中的另一个起跳时刻（参见第2部分的"起跳"一节）。我需要"带着信念，放手，去信任"。

我的心知道什么才是对我最好的，它不会驱使我去达到不可能企及的高度。完美主义会让我忽略或者贬低自己取得的成绩，而我的心则不同，它百分百看到和承认我的成就。它赋予了我自信，让我以健康的方式继续前行。

曾经，我的进食障碍和完美主义搅在一起，二者互相配合，把我拖下水。幸运的是，从进食障碍中康复和从完美主义中康复也相辅相成，把我举上岸。从进食障碍和完美主义中康复之后，我得到的整体大于部分之和。这就是增效作用。完美主义会从数学的角度告诉我，一加一永远等于二。但我清楚，我自己就是一加一大于二的鲜活例证。一（从进食障碍中康复）加上一（从完美主义中康复）远远大于二，近似无穷。

行动起来：完美主义的真相

这个社会告诉我们要追求完美。但你我都知道这背后的真相如何。达到完美是不可能的。康复过程中，我在日记里列了两张清单，记录了完美主义的利弊。举例如下：

完美主义的好处：

- 高产。
- 成绩优异、绩效出色。
- 让人惊艳的简历。

完美主义的坏处：

- 精神生活匮乏或阙如。
- 没有亲密的朋友。
- 失去快乐。

分别列出你自己的清单。随后你就会发现，完美主义带给你的好处并不值得你的付出。而且还会发现，就算是好处也只是暂时的。将生活寄托给完美主义，就像用劣质汽油开车一般。既开不快，也开不远。如果像我一样，你也能够发觉，清单上列出的许多好处其实都可以通过健康、平衡的方式来实现。比如说，重新审视一下我上面的清单，从长远的眼光看，与我的心连结要比与完美主义连结让我更加高产（也更加平衡）。

足够好了

"这已经够好了。"学生时代，我的同学经常在截止日期的最后一刻匆忙提交作业时说出这句话。但是，他们的足够好，对我来说远远不够。我心想："他们不用做到完美，但是我要做到。"那时候，我真的是严于律己，宽以待人。现在我明白，当这种双标出现的时候，往往意味着我的想法出了问题。

在学校里，成绩是唯一的评价尺度。于是那时我对完美的追求看上去尚能达成。如果我在一场考试中得了满分，那么我就做到了完美。只要我依然需要完成作业、参加考试，我对完美的幻想就不会破灭。不论生活中发生了什么事情，好的、坏的或者无关紧要的，我作为一名完美的学生，都将所向披靡。

但走出校园之后，再也不会有全优的成绩单来通知说我很完美了。现实世界不是由简单的优良中差的得分构成的，而是一个非常主观、纷繁复杂的体系。真实的世界里是不存在完美的，唯一存在的是完美主义。

克服完美主义意味着要挑战非黑即白的思维，接纳灰色地带。从前，我的大脑只能计算得出完美或者失败两个值，中间不存在任何过渡。于是，**"能够胜任""可以接受""差强人意""足够好了"**之类的表达都会被我划归进失败的范畴里。是的，即使是**平均水平以上**，在我看来也等于失败。如果我在一次满分 100 的考试中只得到了 88 分，我会觉得自己拿了不及格。但现实是，生活中凡事没有绝对，万事万物都兼具积极和消极的两面。

从前我的思维里充斥着绝对化的词汇，比如"所有""每一个""决不"之类。我会吃掉面前所有的食物（这就意味着暴食），继而我会发誓每一餐都要节食，绝不再吃了。这种思维方式还蔓延到了我和食物的战场之外。比如，我必须在考试中把题全做对；我必须参加所有的课外活动；如果我不能加入学校里排名最高的排球队，我就再也不打球了。嗯，后来因为没能入选，我在学校就再没打过排球。这种"不完美就放弃"法真是一种贻害无穷的生活方式。

作为一名作家，我曾经认为自己写的东西清一色地要么绝对完美，要么糟糕透顶。但事实是，有时候我写的东西虽然不能跟莎士比亚的媲美，但仍然算得上是好作品。此前我从未能意识到这一点，因为我没有为"胜任"划定一个基本标准：工作怎样就算完成了？做到什么样就算足够好了？

发现足够好的标准需要不断去尝试和犯错。对于我们这些完美主义者，试错过程中发生的错误会让我们停滞不前。在继续追求完美和承担犯错的风险之间，我们会选择前者。直到体会到完美主义带来的痛苦大于犯错的痛苦之后，我才能改变自己的行为。（我不认为只有承受了极度的痛苦之后人们才能作出改变。然而对我来说似乎的确如此。我正努力改变这一点。）

现在对我来说，"足够好了"意味着"我做自己就行"。我在人生的赛场上站好位，发挥我的作用。当球飞向我时，我会去接。但我不须让观众狂欢，或者起立鼓掌。接住球，或者仅仅是尽我所能去接球，就已经足够好了。足够好了意味着我终于开始享受这场比赛了。

令我意外的是，这种"足够好了"的思维方式往往比"追求完美"的思维方式更加高效。一直致力于追求完美的答案会拖慢你的脚步，甚至让你停滞不前。细枝末节占据了你所有的精力，反而失去了全局观。"足够好了"的思维方式，能够释放出许多在生活中真正重要的时间和精力。从此，我有了更多时间来陪伴亲朋好友，来让自己快乐，让自己真正地生活。

现今我能够发自内心地说："这已经足够好了。"

行动起来："百分百"不完美的提示物

当我在追求"足够好了"的时候，在生活中处处留下一些"百分百"不完美的提示物对我很有帮助。比如，我客厅里挂歪了的窗帘，我车座上的咖啡污渍，我袜子上小小的破洞。

我不是故意要把窗帘挂歪的，但是在我花费了过长的时间企图把它们"挂正"之后，我终于停下，并且接受了不完美的存在。直至今天，看到这些窗帘，仍然会让我想到：尽管这些窗帘没有挂正，我还是活得好好的。

下一次，在你发现自己陷入了想要将某件事情做到完美的陷阱中时，花几秒钟深呼吸一下，然后走开。给你自己创造一个"百分百"不完美的提示物。如果这样做有效，那就一次接一次地做下去。

成长的恐惧

"对我而言，做一个完全成熟且健康的成年人，最让我害怕的就是还没有成功。只要我还没有完全成熟和健康，我就无须把每件事都做对。我还有空间成长，还有机会成功。只要我还尚未成熟、尚不健康，那么一切就都尚无定论。我还有时间。"

"我还在成长。眼下我还无须完美。"

上述这些文字摘录自我康复治疗早期的日记。我写下这些是在回答治疗中提出的一个问题："关于要变得成熟、回归健康，你最恐惧的事情是什么？"

留在进食障碍里，我就仍然是个孩子。我依然能够在经济上和情感上都依赖他人。当被人问起为什么没有"正经"工作，为什么不去追求某样东西的时候，我可以将进食障碍作为借口。我曾经说："我现在还不能开始追求音乐，因为我病得太重了。"在我患病的过程中，确实有些时候我真的病得很重，无法去追求音乐。那些时候我需要做的本该是专注于康复，下决心不计代价让病情好转。但事实上我没怎么花时间在这上面，因为有一部分的我其实很喜欢有进食障碍作为借口。只要 Ed 还在我身边，我就是一个从未追求过音乐的人，而不是一个追求音乐但惨遭失败的人。现在，我终于回到了追求音乐的正途上来。

Ed 还会为我提供不去恋爱的借口。我和很多人都说过："我不能和你约会，我病得太严重了。"和上边的情况相似，可能我真的病情严重到不能约会。但我本该把这个当成康复的动力，而不是当成留在病中和不去约会的动力。

在硬币的另一面，有时我还会将生病作为手段，让男人（或者其他人）来照顾我、爱我。我病着的时候他们会爱我，但我若是好了，他们还会爱我吗？而现在，我明白自己不需要用生病来换取他人的爱。

我以为，只要我还有进食障碍，别人就不能指望我又是追求事业又是谈恋爱，也不能指望我做到完美。但要是我好起来，他们就能，而且就会如此期待。我觉得为了避开这些高期待，我还是继续病着为好。（我最终发现抱着这些高期待的人不是别人，而是我自己。）

此外，我想要继续病着，也是因为想要避免成为一个女人。你看到了，我不只是害怕长大，我还尤其害怕成为女人。我还记得，中学的时候我希望自己永远不要来月经。因为班里的同学会在女生来月经的时候取笑她们。我经常好奇，如果我们将来月经视作激动人心的好事，去庆祝它，那会是怎样的状况。而现在，我真的听说有这样的庆祝活动了。

曾经，我害怕身体拥有曲线，害怕戴胸罩。Ed 说："也许你注定得成为女人，但你不必成为女人的模样。"如果我看上去不像女人，那么我的内心就依然是个小女孩。这让我感到熟悉，感到安心。我依然是爸爸的小女儿，无需承担成年人的责任。一个严重的问题是，我从未向任何人透露过自己的这些恐惧，直到开始治疗进食障碍。

治疗过程中，我意识到自己需要彻底改变此前对成功的定义。在我的世界里，失败是个非常宽泛的类别，而成功这个类别则恰恰相反，小到包括我在内的任何人都很难挤得进去。要想成功，我就得达到世人眼中的完美才行。其中包括像一个小女孩一样的竹竿身材。

一开始，我觉得扩大成功的定义，只是在给自己的平庸和懒惰找借口。而现在我看到了真相。扩大成功的定义，是为了过上更充实的生活。我明白了真正的成功不是事业蓬勃发展，不是消除身体的曲线。和幸福一样，成功也源于内在。成功的要诀在于，活在当下、体会快乐。成功会选择健康的女性身体栖身。

有一天，我把租来的车停在酒店门口。导航说了一句："您已到达。"听罢我笑出了声，因为我知道我可能已经到达了这个停车场，但我离人生的目的地还有很远的距离。和其他人一样，我也依然在前进途中。我们永远不会到达。正如我日记里的那句话："我还在成长。"我永远无须完美。

惹事儿

　　我的座右铭曾经是"莫惹事儿"。于是，我尽己所能不制造问题，不惹别人不开心。在避免扰动现状方面，我做得近乎完美。

　　但不那么完美的地方在于，为了做到不惹事儿，我成为了局外人。就好比在别人下水玩耍的时候，我却只能待在岸上。因为在水中打闹，是不可能一点水花都没有的，甚至只要伸一只脚到水里，水面也要起波纹。而我却害怕掀起哪怕最微小的波纹。我被困住了。

　　我待在岸上，担心着其他人对我的想法。我想要讨好所有人，不想任何人对我失望。只有一个人我没有考虑到，那就是我自己。

　　我的进食障碍很大一部分都和这种寻求外界肯定的心态有关。最明显的一点是，我之所以想要变瘦，是因为想要得到来自社会的肯定。还有一点虽然不明显，但是更加重要，那就是我的进食障碍实际上变成了我这种讨好行为的应对机制。我几乎持续地感到愤怒和怨恨（这是讨好行为的普遍结果），于是就用暴食、清除和节食行为来处理这些情绪。和 Ed 离婚很久之后，讨好别人的行为倾向依然挥之不去。但我明白，这种行为迟早会把我重新拖回 Ed 身边，所以我需要改变。

在进食障碍的"十二步"互助会里，我经常听到人们说："别人如何看待我，与我无关。"我的任务不是去担心其他人如何看待我，而是要去发现自己是怎么想的。如果发现自己真的想知道别人的想法，那我接下来的任务就是直接去问对方。然而更多时候我发现的是，知道别人怎么想并不重要。只要我在尽我所能，无论别人是生我的气还是鄙视我都没关系。某些人可能会来评判我，并不等于他们能主宰我。

为了真正拥有属于自己的生活，我必须问自己"我的需求是什么"以及"我的想法是什么"。我也必须同时看到和承认自己的长处和短处。我必须从自己的情况出发作出判断，而不是基于别人的情况思考。

一开始，我只是试试水，用脚趾头点起几圈波纹来。比如说，我不再为我认识的每个人的每个特殊时刻发贺卡了。为了照顾我自己的需求，我有时会忽略别人的生日或者纪念日。我甚至不确定是否有人注意到了（除了贺卡公司以外）。我不再有信必回，有电必复。

随着时间推移，我渐渐走进了水中，开始激起一些水花。我开始用清晰准确的语言来表达自己真实的愿望。一开始，我会在信任的人面前练习这样做，包括我的家人、朋友，以及治疗师。渐渐我知道了"不"这个字也能够独立成句。换句话说，当我拒绝别人的时候，我不需要附加诸多长长的解释。尽管某些时候解释是必要的，但大多数情况下，多说造成的过度解释既没必要，也没有用。而另一方面，我还学到了有时候自己应该说"是"（比如"是，我需要帮助"）。

最近，我激起了一个大水花（惹了个大事儿）。我有生以来第一次，错过了一个项目的截止时间。项目周一截止，但我周末和朋友们玩得过于开心。（是的，对我来说变得不负责任也是进步。）我一直觉得，错过截止时间掀起的风浪肯定会像一场海啸一般。但出乎意料的是，最终的风浪没有我料想的那么强势。更让我惊讶的是，大家居然可以随机应变，乘风破浪。

我所能做的，就是在每一个当下的时刻尽我所能。在不同的时刻，"尽我所能"的含义也不尽相同。有时，"尽我所能"意味着我需要立刻休息放松，而且有时要超过截止日期。通常来讲，当我满足了自己的需求，我也能够真心实意地去满足别人的需要，不会再愤愤不平。

现在，我爱上了在水里的生活。当我有需要的时候，我不再害怕去扰动现状。即使我意外扰动了现状，也不会再惊慌失措。有时我的举动会惹人反感；有时我会犯错，让人失望。如果你一生都没有让任何人失望过，那你肯定没有真正在生活。

穿上泳衣（相关话题参见第5部分的"囚犯"），扑进水里，开始掀起浪花吧！

行动起来：掀起浪花

我刚开始在生活中掀起浪花的那几次，其实是故意在一些场合（不重要的场合）去扰动现状，为的是练习体验那种不舒服的感觉，构筑起信心，让自己相信这样做是没问题的。

第一次是关于邮件。我过去常常花费巨量的时间来检查每一封邮件，确保没有任何错误，才会发出去。同样，在发送每一条聊天消息之前，我也会检查拼写，有时甚至检查不止一遍。

诚然，有时发送邮件（例如商务信函）之前彻底检查错误是必要的，但大多数时候只要迅速过一遍（或者根本不用检查），然后点击"发送"就足够了。这样我们既完成了工作，又节约了时间。

为了做到少检查邮件，我首先在写邮件时关掉了拼写检查功能。我不止一次地意识到发送的邮件里有错别字。但我也不止一次地发现错别字并没有什么关系。随后，我开始故意发送行文并不正确的邮件。有的地方语序混乱，或者没有标点。我也照样点击"发送"，而这似乎对我的目标没有丝毫影响（不论是个人的目标还是职业上的目标，我毕竟还是作家）。唯一的改变还是一项积极的变化：我的时间从邮件里解放了出来，可以用来做其他的事了。

我建议你也从发送一两封不完美的邮件开始试着激起个小水花。如果你愿意，甚至可以将这些邮件发给我。等着看看你生活中的人们是否能在那些错误的拼写和标点符号上乘风破浪吧，也看看你在水中究竟能得到多少快乐！

在瀑布下戏水

小学一年级的时候，因为课上说话，老师把我的名字记在了黑板上。对于我们什么时候能够说话，什么时候不能说话，她有非常严格的班规。我打破了其中一条，所以我需要承担名字被记在黑板上的后果。我不停地哭啊哭，最后，老师实在受不了了，无奈地擦掉了我的名字。我停止了哭泣，发誓再也不会打破任何一条班规。

从那以后，我再也没有让我的名字被记在黑板上。不仅如此，我还一年比一年更加不灵活和完美主义。各种规则统治了我的生活。这种刻板心理后来构成了我进食障碍的基础。Ed 在所有的事情上都有他的规则，这些规则又让他不断壮大。他说我们不应该打破这些规则，否则……当我们最终强大到足以打破 Ed 的规则，我们就会意识到这里"否则……"的实际含义是，否则我们会体验到一个精彩幸福的人生。这也意味着我们已经准备好面对人生下一个阶段的成长课题，对我来说，其中一部分就是去挑战我在生活中其他领域的刻板心态。

虽然现在我已不再遵循 Ed 的指示，但总的来讲我依然会过于重视规则，对于任何规则都是如此。而且，如果某件事情没有既定规则，我还有个天赋，就是擅长创造规则。最近，我就在跟一伙人一起远足时创造了一个。在远足途中的一个景点，一些同行者跑进瀑布去了，开始在瀑布下面戏水打闹。我也想过去，但又主动停下了脚步，想："我是不是不该跑到瀑布下面去？要是领队因为我们玩水生气了该怎么办？"

幸好我最近新建了对刻板思维的觉察力，这让我意识到自己大概又在自行编造本不存在的规则了。我造出了一个"不要在瀑布下面戏水"的规则。最终，我决定跟别人一样进去玩儿，其中也包括我们的领队。

身处丛林里，我之所以要创造出一条规则，是因为我只有在结构分明、规则完善的环境中才感到舒适。这也许就是 Ed 能够控制我这么长时间的原因吧。

在学校这种系统里，我接受一条条指令，能够运转良好。而大学毕业后，不论是在餐厅工作，还是在办公室里，我都喜欢有规则相伴。上班签到、下班签退，甚至繁杂的着装规范也让我觉得舒服。

而现在的工作给了我太多的自由，令我备受煎熬。作为自由职业者，我不需要签到签退。在家里的书房工作，也不需要着装规范。我可以每天穿着最喜欢的粉色睡衣上班。尽管我喜欢这种灵活性，可同时我也会感到害怕。

我没有老板，但我一直在给自己设立规则、条例，提出要求。我的朋友罗布也是一位自由职业者，就在前两天，我还问过他："一个人每周应该工作多少小时？"

罗布说："这个没有一定之规。"他接着解释说，对他来讲，每周工作一定的时间能让他保持最佳状态。但这个时间的具体长短取决于他当时在做的项目是什么，以及他总体的感觉如何。

我本想着让罗布给我个具体的规则，告诉我一周应该工作多长时间。如果他能直接给我一条规则，我就可以轻轻松松、舒舒服服地遵照执行了。如果他直接说每周应该工作三十二小时三十五分零两秒，我是完全能够做到的。这很简单。但他没有，他只是说我得在生活中每个具体的时刻自行决定多长的工作时间是最适合我的。这就有点难了。

而且年龄越大，我就越能意识到规则往往并不存在。存在的是指南和推荐之类的东西，比如人们每天晚上睡多久才好，在第一套房产上花多少钱合适，但最终我们都需要自己做主，找出最适合自己的方案来。我每天都在努力变得更加灵活，突破自己的条条框框。

我还在努力分辨，看看我自己的规则里有哪些其实是有益的。我意识到有些时候，为了照顾自己的需求，我需要留在规则打造的舒适区里，而不是去突破它。例如一些关于约会的个人规则对我就很有用。我在不断尝试和失误（也就是犯错误）中积攒着经验。

没有哪一条规则能规定我遵守哪些规则、打破哪些规则、粉碎哪些规则，以及哪些规则从未存在过。

如果今天我的名字被记到了黑板上，我是不会哭的。因为我会知道，我是在跟着自己的罗盘，踩着自己的鼓点，向前走。你会害怕名字被记到黑板上吗？你会到瀑布下面戏水吗？

能做即必做

在我读一本书半途而废的那一刻，我知道，自己在从完美主义中康复的路上已经前进了一大步。我不喜欢那本书，所以就没有读完，同时我感觉很糟糕。作为"能做即必做"信念的忠实拥趸，我曾坚信"能读完就要读完"。我将大把大把的时间花在了不喜欢的书上，只是为了要完成阅读。未读完的书让我焦虑。

能做即必做，这曾经是我的人生哲学。在高中时，如果我能够参加所有的大学预科课程以及荣誉课程，那么我就必须全部参加。如果我能拿到全 A，那么我就必须拿到全 A。当我长大走进社会之后，如果有任何事情分配给我，我就必须去完成。如果我的邮箱收到了一份邮件，我就必须回复。如果我能去机场接一位朋友，那我就必须要去。

如果你也像这样有求必应，有事必做，那就完全没有用来休息放松、恢复活力的时间了。的确，在学校里，我有能力拿到全 A，我也去拿了。但是现在我发现，以健康和幸福为代价获得好成绩并不值得。有些进食障碍治疗项目真的会要求一些患者在每个学期里至少拿一门 B，而不是全 A。并且，他们会鼓励很多患者不要参加大学预科和荣誉课程。为了康复，我们要给生活做减法。

在康复的过程中，我学会了如何设定界限和优先级。从前，我不仅认为凡是进入了视线的事情就都要去做，而且还觉得所有事情的优先级都是最高的。但是，我们不可能把所有事情都排到最前面。把所有事情都放到第一位是不可能的，这样想就是在给自己找罪受。我学会了如何排列优先级。在一开始为了简便起见（也是为了避免再次陷入复杂的完美主义体系里），我只是将手边事情的优先级划分成了三类：非常重要、重要以及不重要。几乎所有划分进"不重要"类别的事情最终都没有完成，而且在其他两类里，也有很多没完成的。原因很简单，能做的事情，不代表必须做。

每个人的时间和精力都是有限的。所以在治疗中，我学会了思考"精力效率"这个概念。我接受了自己每天只有 24 小时的现实，于是就要将时间用在最重要的事情上。我也已经明白，想要在做完所有事情的同时还要保持快乐是不可能的。我的确可以完成绝大部分事情（但仍然不太可能完成所有的事），代价则是悲伤和抑郁。我已经如此生活了很多年，以后不会再这样了。

现在，只要我在一天里做了甲乙丙三件事中的一件，就已经满足。我不再必须将甲乙丙全部完成，有时我可能会一件都不做，或者另外做一做了，这都不是问题。在康复之后的生活里，我拥有了自主的空间。当我坐在这里写作的时候，环视家中，四处都是没有读完的书。但我不觉得有任何不快。

完美主义或许会说，如果翻开了一本书，就一定要读完。不是这样的，甚至如果你不想读了，都不用读完当前这一自然段。而且对于我正在写的这句话，我也不一定必……

若是珍妮，会怎么做？

　　最近一次我跟朋友戴夫一起喝咖啡，聊天的时候问他对这个男生我该怎么做，那种情况下我又该如何，等等。我问戴夫的是："如果是你，会怎么做？"我想这可能是个坏习惯，因为他停了下来，看着我的眼睛说："如果是珍妮，会怎么做？"他还说，我需要开始多给自己一些信任。

　　这实在很巧，因为安也刚刚告诉我要开始更多地"把我托付给自己"。听取别人的观点不是问题，但到头来，我还是需要相信自己的判断。我自己的答案并不在别人那里。而且，一切迹象都表明，我已经是个能为自己作决定的成熟、健康的成年人了。

　　我在作决定方面的困难由来已久。很多年以来，许多或大或小的决定都由 Ed 来作。你能够想象得到，Ed 决定了我吃什么、穿什么、如何对待自己的身体，就算这样他仍不满足，还要将手伸到其他领域。如果我不能决定是不是要去一个聚会，他会说："我们今晚暴食吧。"如此，决定就作出来了。我会去暴食，不去聚会。如果最后那个聚会非常成功，我也会想："错过这场聚会不是我的错，是 Ed 让我待在家里的。"

Ed 还会在约会和性关系上替我作决定。在 Ed 的决定中，他是我生活中唯一的男人。通过这样那样的决定，他仿佛让我的生活变简单了。生活中本来会有无尽的问题和无尽的可能，但有了 Ed 掌管，一切都变得易于管理、微不足道。有时我感觉似乎自己在一种类似催眠的状态里游走。需要我考虑的事情只剩下食物和体重。当然我们都明白，在 Ed 的统治下，我们其实是无法管理生活的。也正是这种不可管理性，驱使我就进食障碍的问题去寻求专业的帮助。

治疗团队要求我把一部分赋予 Ed 的权力移交给他们一段时间，包括体重交由内科医生来掌管，饮食则交给营养师。由于我的进食障碍问题远远不止关乎体重和食物，所以治疗团队也在生活中的其他方面给了指导。于是问题变为，我并不想要他们在特定领域的指引，我想要的是让他们在所有领域里直接告诉我具体怎么做。甚至在我踏上康复之路很长时间以后，我还会请求我的团队为我作出决定。而他们会说："珍妮，这事儿我们不能替你作决定。"

这让我想起了我的父母。随着我慢慢长大，他们会越来越多地想要让我自己作决定，而且经常会说："珍妮，这事儿我们不能替你作决定。"

我很失望，我的治疗团队竟然学到了我父母多年之前就在使用的话术。当人们拒绝告诉我应该怎么做的时候，我会有一种被抛弃的感觉。但实际上，他们是在为我赋权。

自己作决定太吓人了。如果我作出了决定，那么随之而来的所有后果都无疑会落到我的肩头。如果出了什么差错，我没有任何人可以责备。

为了克服这种犯错的恐惧，治疗团队鼓励我先练习变得果断，把对错先放一边。当然，我没有把这套理论用在食物和体重的问题上，因为在康复治疗的那个阶段，这么做还为时过早。我首先尝试的是在生活中的其他方面变得果断，比如"我是应该买蓝色还是绿色的衬衫？""我应该租低楼层还是高楼层的公寓？""我应该在周四或者周五请假休息吗？"（从前，作出这些决定会花费我漫长的时间，还会让我陷入失望和焦虑的漩涡。）当面对如此种种的问题时，我需要做的只是开始作决定，停止思虑决定的对错问题。我的座右铭变成了"果断是金"。

人们曾鼓励我，在作决定时要去体会自己真实的愿望。所以每当有人向我提问，我都会再自问一遍。例如，如果有人问："你想去参加那个聚会吗？"我就会向自己重复："我想去参加那个聚会吗？"我发现 Ed 以及我脑海中其他的声音会就各种问题给出答案。不过随着时间的推移，我开始听见珍妮也在回答当前的问题了。我还发现了珍妮才是决策人，拥有最终的话语权。

最终，我惊讶地发现一个问题往往有多个正确答案。但因为完美的答案是罕有的，我也就不再耗时耗力地去找了。我会努力基于已经掌握的信息作出最优决定，而不是所谓"正确"的决定。我会努力让自己的选择基于当下时刻真正的所思所感，而不是羞耻和恐惧。正如我之前所说（参见第1部分的"我的心"），当我和我的心连结的时候，就能作出最佳的决定。

在作出决定方面，我已经有了长足的进步。但人生是不断成长的过程，而我在这方面仍然有成长的空间。我会持续问自己："若是珍妮，会怎么做？"

更重要的是，我会有问必答，不论对错！

行动起来：你想要的是什么？

练习作决定，把你托付给自己。写下三件你知道自己想要（做）的。务必确保这些事情是你真的想要（做）的，而不是觉得自己应该要（做）的。

1.＿＿＿＿＿＿＿＿＿＿＿＿＿＿＿＿＿＿＿

2.＿＿＿＿＿＿＿＿＿＿＿＿＿＿＿＿＿＿＿

3.＿＿＿＿＿＿＿＿＿＿＿＿＿＿＿＿＿＿＿

接下来写下三件你不想要（做）的。同样，确保这些事情是你真的不想要（做）的，而不是觉得自己不应该要（做）的。

1.＿＿＿＿＿＿＿＿＿＿＿＿＿＿＿＿＿＿＿

2._____

3._____

　　要果断，不去忧虑答案的对错，找到对你来说适合的即可。

娱乐救命

医生的处方规定我每天要有三十分钟的娱乐时间。几年前，当安听说我对娱乐的理解只是在叠衣服的同时收看电视里的音乐节目时，她开具了这张处方。我向安解释说，一边看看电视（戴上完美主义的眼镜，看电视则是件没什么用处的事情），一边做点有用的事情，就能让看电视这一行为变得易于接受了。在完美主义之下，我永远不能有专门为了乐趣而娱乐的时间。只有和其他工作结合起来，我才能够容忍乐趣的存在。

多年以前，在治疗进食障碍期间，我也被分配了要娱乐的任务。在那时，我得到的任务具体是每周一次抽出时间看《老友记》。我还记得当时的情形：窝在沙发里，看着《老友记》，一边笑着，一边又觉得内疚。（对，这是一种积极的内疚，标志着我正在进步。）在那会儿，这样的娱乐实际上没多少乐趣可言。相反，我还很疲惫，最终停滞不前了。我确实取得了一些进步，但是仍然需要继续前进。

这一回，跟安一起，我知道自己得在娱乐这个部分作出一些重大改变，能够持续一生的改变。我开始意识到，我不可能在下一个三十年里依然过这样过度工作、缺少放松的生活。这样做有可能让我三十五岁之前就犯心脏病。为了我的生命着想，我必须开始娱乐。

在工作和娱乐之间找到平衡非常重要，也非常困难。在治疗伊始，只要我没有被分配到娱乐的任务，我就不会安排时间去娱乐。除了每天都要安排半小时娱乐之外，有一次医生还要求我读一本小说体裁的书。这本书务必不能是传授知识的，不能是历史小说，甚至不能是科幻小说。我必须单纯为了享乐而去阅读。当然和之前一样，这一点都不好玩。但和之前不同的是，我坚持扛住了这种不快，继续学习娱乐的治疗。

刚开始在生活中为娱乐寻找专属于我自己的平衡时，我问安的问题有："我这个年龄的人应该有多少娱乐时间？"以及"这周我每天晚上都和朋友出去玩合适吗？"安知道我必须自己找到答案，所以她会鼓励我先去尝试。安会说："那就每天晚上都出去玩，看看你感觉如何。"

在年复一年的耐心尝试下，我渐渐能够凭借直觉去娱乐，就如同进食和锻炼一样。需要食物的时候，我能够直接觉知。需要锻炼以及需要娱乐的时候也是如此。而且我不会再因为娱乐而觉得内疚了，正如我不会因为正常的进食和锻炼觉得内疚一样。

除了找出单纯娱乐的活动之外（比如去音乐会），我也知晓了如何在我做的所有事情中找到乐趣。于是，回复邮件或者在机场候机都可以是有趣的了。原来，乐趣和工作不是截然分开的，二者并行不悖，是态度决定了一切。

态度转变之后，我便有了更多的选择。我可以选择一边在电视上看凯莉·安德伍德（美国歌手——译者注），一边收拾衣物；我也可以选择扔下洗衣篮，去看她的现场演出。

你愿意出来和我一起玩吗？来吧，会很好玩的！

行动起来：寻找乐趣

我曾经会因为娱乐和开心而觉得焦虑。有时我甚至觉得自己像个冒名顶替者，似乎从来没有真正地做过我自己。知名身体意象专家、注册硕士社会工作者阿德里安娜·雷斯勒说，我们产生这种焦虑的原因，不是因为我们没有做真实的自己，而是因为愉快的感觉是如此陌生。Ed 已经在我们身边如此之久，于是不愉快才是正常的感觉。有时即使是消极的事情，只要是我们熟悉的，便能让我们觉得安全和舒适。为了康复，我们必须愿意承受不适。

在你这周的日程里安排一项娱乐活动吧。和我一样，你也许会发现娱乐在一开始并没有很多乐趣可言。但只要坚持下去，最终就会快乐。既然如此，那就马上开始吧！

如果在此过程中产生了焦虑，请及时跟你的治疗师沟通。

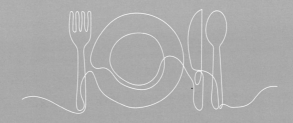

7 幸福的婚姻

爱上生活

我不再是独自一人了。我的生活中终于拥有了一个特殊的人，能够每天陪在我身边，在困境中给我依靠，一直无条件地爱我。这个人就是我自己。和Ed离婚是我人生中最艰难的经历，但这份经历也带来了下一个最有力量的经历：爱上生活。从进食障碍中康复给我的馈赠就是，我能够将这一路上的收获用在今天的生活中。不再是Ed的新娘，我嫁给了自己。我爱我自己。第7部分会帮你全力以赴走向彻底康复，并找到你生命中那个特别的人——你自己！

和自己结婚

一两周前，我听说之前的未婚夫马克迈进了人生的新阶段。他结了婚，搬去了别处。我在真心为他高兴的同时也有点伤感——分手三年多了，我却还一直单身。我问自己："为什么他已经有了新的亲密关系，我却还在单身呢？"

但我生命中属于马克的那一章终于能翻篇了，这也让我松了口气。我曾幻想他出现在门口，发誓无论如何都要和我在一起。这些被我埋藏在心底的幻想如今不可能变成现实了。尽管我内心清楚自己无论怎样都不可能回到他身边，但我依然为我们的关系构想出了更加戏剧的结局，带点儿好莱坞风情的那种。风情的事儿就不提了，现在我和马克的纽带彻底被切断，我可以正式去发展自己的亲密关系了。或者，我已经在这么做了？

我也许还没有稳定的恋爱关系，也许还没有戴上戒指，但我的确是在以任何婚戒都无法代表的更大的方式在关系方面向前迈进着。在几年前，也许结婚对我来说是一条比较容易的路。但我选择脱离糟糕的亲密关系，重新上路。这就意味着要在更长的时间里保持单身。

从退掉订婚戒指的那天起，我就开始了真正找回自己的生活的历程，发生的改变是我一直以为不可能的。我的状态已经从进食障碍"康复中"变成了"彻底康复"。我尊重自己的身体，满足它的需要，不仅包括食物，还有休息、放松以及娱乐。我尊重自己的情绪，允许自己感到悲伤或者孤独。我明白没有人是完美的，对自己的不完美可以欣然接受。我意识到了与上帝连结的重要性，每天都会安排时间给他。

今天的我，已经和当初那个会想要嫁给马克的女孩不同了。我终于能自豪地宣告，我已不再是个孩子，而是一个女人了！当初那个担惊受怕的小女孩其实没准备好要结婚，而且也不会成为很好的伴侣。在人生的那个阶段，我其实还需要专注在自己身上，需要学会如何真正爱自己。我以为我已经学会了，而且我确实在这方面取得了很大的进步，但还是有大量个人成长的工作未完待续。那其中的一部分就是：意识到其实自己还没有真的想要结婚。

现如今我嫁给了一个我信任、爱、尊重和为之荣耀的人，这是一个永远都不会离开我的人——我自己！从真正意义上讲，我是唯一一个会永远和自己在一起的人，所以这种关系必须要牢固。不仅如此，我还需要珍视和拥抱这种关系，并为之欢欣鼓舞。

我本打算为马克和我的婚礼写首歌的，但这个机会不会再有了。取而代之，我决定为我和自己的婚姻写点儿东西。这是我的结婚誓言。

我，珍妮，选择你，珍妮，成为我美丽的妻子。在上帝、家人和朋友面前，我承诺将你视作瑰宝，坦诚相待，无论顺境逆境，无论健康疾病。我会爱护你、尊重你，直到生命的终点。我会用所有的温柔、善良和耐心，接纳你所有的缺点和长处。我会满足你的需要，不论是在情绪上、身体上还是精神上。当你需要欢笑，我会陪你看一场喜剧片。当你腹中空空，我会填饱你的胃。当你觉得劳累，我会让你休息。你和上帝的关系，我会悉心浇灌。我再也不会离开你。再也不会让你离开。珍妮，我爱你。

这份誓言最好用的地方在于，我既不需要穿婚纱，也不需要戴头饰，随时都可以重新再次宣读。如果需要就生活中的某个特殊主题进行探索，我甚至可以随时修改。

我会将这份誓言发送给亲近的人，来督促自己践行誓言。他们都是当初打算拨冗出席我在得克萨斯的盛大婚礼的人，所以我知道他们也会拿出时间来阅读这一小段消息。这一次我不需要结婚礼物（尽管我一直没能得到梦寐以求的餐具组合套装），我真正需要的是多多的爱和支持。而我心里清楚，这些他们已经给我了。

现在我也从自己这里得到了一份。

行动起来：写下自己的誓言

给自己也写一份结婚誓言，并且和你生活中亲近的人分享。可以把誓言张贴在家里的某个地方，定期重新宣读。

变成左利手

　　为什么我的治疗团队想让我变成左利手？我一直告诉他们我生来就是右利手。我用右手写字，我用右手投球，我用右脚踢球。（所以我猜我也是右利脚。）我做所有的事都用右侧。我一次次地告诉他们，但他们坚持说为了我的生活着想，我应该变成左利手。

　　渐渐地，我开始尝试用左侧做一些事情。用左手写字非常别扭，还很笨拙。运动的时候用左手也一点都不自然。实际上，这些让我的体验非常不好，最终我一定会放弃，并且重新用回右侧。但是，所有人都坚持声称，感到别扭、笨拙、不自然，都是正常的。这些其实都是进步。于是最终，我决定再给成为左利手一次机会。

　　这是个循环。多次循环往复之后，我终于变成了左利手。用左手写字，用左脚踢球都变得自然而然了。我甚至再也不会冒出想要变回右利手的念头了。

　　不过我是在认真考虑变成左利手吗？并不。我想说的是，从进食障碍中彻底康复的过程，就像有人要求我变成左利手一般。那种感觉会非常糟糕。比如，我会觉得每天吃正常量的食物很难受。居住在自己崭新的、健康的身体里也无比别扭。处理进食障碍背后的问题甚至更让我难受。学着去娱乐，得到充分休息，放下完美主义，都会给我带来完全不自然的感觉。可为了得到快乐、变得完整，以上每一件事我都需要做。我本质上已经变成了左利手。而且尽管说出来有些奇怪，现在让我成为右利手会很别扭。我不想再去节食和保持不健康的体形，不能再刻板僵化和没有娱乐。

为了你的生活着想，你也应该变成左利手。而对于一些生来左利手的人，为了你们的生活着想，应该变成右利手。但如果你说你是双利手，那么，嗯，其实你知道我在说什么。

做下一个正确的事

如果你读过《与进食障碍分手》，那么你可能会有昨日重现的感觉。是的，在我的那本处女作里，也有一个小节的标题是《做下一个正确的事》。别担心，我不是要把所有的东西重说一遍。我只是想要重新提出这个重要的概念，并且再添加一点起伏。其实我想添加的是一个车轮罩的故事。待我细细道来。

在我从进食障碍中康复的过程中，"做下一个正确的事"这一概念至关重要。如果我的病情反复了，我学到的是自己需要立即回归正轨，而不是等等再说。在暴食之后，我想做的是先"休息"一阵儿，不吃东西缓一缓。（翻译过来，就是我想要留在复发中。）而我需要做的是下顿饭要吃，不找任何理由。这就是在"做下一个正确的事"。

现在，这个概念在我生活的每一个方面都变得很重要了。不管发生了什么状况，在亲密关系中，我要努力做下一个正确的事；工作中，我要努力做下一个正确的事；作为这世界上的一个公民，我也要努力做下一个正确的事。

我们这些在康复治疗中的人应该心怀感激，因为我们学到的东西可以受用终生，而没有康复的过程，也就没有学到这些的可能。在"十二步"互助会里我经常听人说："过往是我们最宝贵的财富。"是昨天让我们在今天成为更好的自己。

成为更好的自己，我的朋友里奇就是一个很好的例子。他是一个酒精和毒品成瘾的康复者。一天他开车的时候，看见前车的一个车轮罩掉了下来，落在他的车前。前车的司机开着那辆只剩三个轮罩的车，没有发觉，继续驶向目的地（里奇发现这个目的地是沃尔玛，这是后话）。里奇不假思索地靠边停车，捡起了轮罩，跟着前车开到了繁忙的沃尔玛停车场，把轮罩还了回去。前车司机欣喜若狂，对里奇千恩万谢。

我恰巧在这件事发生之后和里奇通了电话。听他讲完这个故事后，我说："哇！你真的好善良。"

里奇说："这没什么，我只是在做下一个正确的事。"

所以，以下是我想群发给你们的信息：捡起轮罩，做下一个正确的事。

重要提示

我并不是在鼓励你开车跟着陌生人到处转，专等他们有东西遗落时好拾金不昧。我想表达的是让大家把康复治疗中学到的东西应用到生活中去。

Ed 斗士

　　你是抗击 Ed 的斗士吗？也许你仍然饱受 Ed 困扰，为了好起来正努力想要把 Ed 赶出你的生活。或者你们的离婚已经板上钉钉，你已经彻底康复。你们中也有不少是进食障碍患者的亲友，不是很了解 Ed，但还是为你所爱之人跟他战斗。或许你是一个定期打击 Ed 的专业人员。如果你不觉得自己是 Ed 斗士，请再想想。光是开始翻看这本书，你就已经在了解进食障碍，并且在战斗中帮忙了。

　　我自己作为 Ed 斗士，平日里经常遇到曾被进食障碍困扰的人们，他们说想要在进食障碍领域作出贡献。这些人中，很多都曾经害怕和任何人谈及进食障碍。如今他们突破了自己的病耻感，想要用他们的经历来造福他人，我想这真是太棒了。这些人里有人想要成为治疗师、营养师、医生或者科研人员，还有人想要发起非营利组织、开办治疗中心或者出书来讲述康复过程。

　　有些人从进食障碍中康复后会感受到一种召唤，想要在進食障碍领域工作。而其他人则没有这种感觉，他们在康复之后，只想离进食障碍越远越好。你也许会对这两种截然相反的现象感到惊讶。但于我而言，这两种我都能理解。

我感受到了充满激情的召唤，于是写作《与进食障碍分手》以及《与进食障碍分手后的生活》。写下，以及讲述我的康复经历本身就在帮助我的疗愈。如果你到现在还没发现，我来告诉你，我一般写作和谈论的东西也正是我需要学习的东西。我对自己能够完成这些工作非常感恩。

经常有人问我："你是怎样开始分享你的故事的呢？"答案里最好玩儿的部分是：我得先有了故事，才能有的分享。而要想得到故事，就必须先专注于自己的康复治疗。毕竟我们不能分享自己没有的东西。多年前，在我的团体治疗中对我帮助最大的几个伙伴，在她们自己的康复治疗中也是坚持得最好的。当然，其他做得没那么好的伙伴也给了我很实际的帮助，比如接我的电话，甚至在用餐时间陪着我。但是，给我帮助最多的，肯定还是那几位真正和我一起吃饭的伙伴。她们欢笑着、微笑着，看上去十分平和，而那正是我迫切想要成为的样子。她们用自己做例证，带给我希望。这样的话，她们其实什么都不需要做，就能帮到我很多。

在公开讲述你的康复经历之前，我非常建议你先跟治疗团队谈谈你的想法，谈谈这对你的生活而言将意味着什么。对我来说，我内心一直有股强烈的助人热情（这也是我想去读医学院的原因），而分享自己的故事是一种跟我的热情连结的途径。我可不想通过分享我的故事，来保持跟进食障碍身份感的连结。事实上，我在进食障碍领域做的工作帮助我更快地离开了 Ed。我知道对很多人来说都是如此，但这种情况也并非适用于所有人。对一些人来说，频繁地跟进食障碍互动会把他们和进食障碍以有害的方式捆绑在一起。你必须要探查自己的内心，看看你属于哪种情况。

与其因为工作的缘故继续和进食障碍搅在一起，很多人都更想要把时间花在完全不同的事情上，比如成为教师、平面设计师、全职爸爸、全职妈妈。他们更想为世界提供一个简简单单、健康生活的范例。如此，他们就不用提到 Ed 的名字，也能鼓励到身边的人。还有些人可能决定要有选择地分享他们的康复经历，只和有可能从他们的经历中受益的人们分享。另一些人也许想要将进食障碍作为一项慈善事业，为其奉献时间和精力。目前进食障碍领域亟需志愿者。每年二月，美国国家进食障碍协会都会赞助发起全国进食障碍宣传周[1]。想象一下，如果这个宣传周的规模和全国乳腺癌宣传月[2]等同，该会是什么景象！只要更多人参与进来，这就会实现。（严格来说，除了更多的参与者之外，我们还需要多出几周时间才能将宣传周变成宣传月。）

将进食障碍纳入我的工作范围，有时也会带给我挫败

---

[1] 全国进食障碍宣传周：National Eating Disorders Awareness Week，美国一年一度面向公众的进食障碍宣传活动。——译者注
[2] 全国乳腺癌宣传月：National Breast Cancer Awareness Month，美国致力于提升公众对乳腺癌认知的宣传活动，每年十月举办。——译者注

感。我不喜欢有时人们只将我看作"那个从进食障碍中康复了的女人"。实际上，我既不希望自己被简单地看成"进食障碍患者"，同样，我也不想被标签化成"进食障碍康复者"。我希望人们能够认识真正的我。在本书中我屡次提及，我不希望 Ed 在我的生活里占有一席之地。目前我在进食障碍领域工作，但在我的私人生活里，已经没有 Ed 的位置了。他不能干涉我穿什么、吃什么、和谁出去玩，或者做什么事来消遣，完完全全不可能。然而在我的职业生活里，Ed 确实存在，是我向别人讲授的对象。现在的情况就是如此。今后，这种工作和生活的平衡也可能会转变。我可能会重返校园学习量子物理（这是个迷人的学科），甚至有可能去参加《美国偶像》[1]。我不知道我的未来如何，但我知道的是，因为我已经康复，所以我的未来有无限可能。

对你来说亦是如此，康复之后你也可以做任何事情。是否选择分享自己的经历，是你的个人选择。届时你可能会惊讶自己的感觉会有摇摆，我当初也十分惊讶。和癌症斗争的人们有一则口号，我很喜欢："我患有癌症，但不被癌症占有。"我们可能都被进食障碍困扰过，但这并不意味着要让进食障碍来定义我们的人生。康复之后，我们作为独立的人，能够自己定义人生。定义人生的权利，千万不能让 Ed 夺走。

[1] 《美国偶像》：American Idol，美国福克斯公司于2002年至2016年期间推出的选秀节目，举办了十五届。——译者注

行动起来：Ed 斗士

你想要通过帮助他人，来做一些打击 Ed 的事情吗？探查内心，并和治疗团队谈谈，作出诚实的回答。如果你还没有准备好，那就在你自己的生活里和 Ed 抗争，同时把你任何想要帮助他人的愿望都作为动力，来达到完全康复。如果你对助人很感兴趣，且已准备周全，那么就看一看书后的相关资源，其中有很多组织都需要你的加入。

挑战不可能

从进食障碍中康复是做不到的，完全不可能。至少我曾经这样想过。

我完成了不可能完成的事。我已经从进食障碍中彻底康复了。你也能完成这件不可能的任务。

人类历史上，人们一直在做不可能做到的事。我们登上过月球，不是吗？人们曾经认为在外层空间航行是不可能的。现在我们已经来去自如了。发射火箭的新闻已经稀松平常。

记得小时候，我以为骑自行车不用辅助轮是不可能的。但你猜怎么着？我根本没用过辅助轮。

在得克萨斯农工大学的时候，我以为我肯定不能加入学校的雷弗勒爵士乐合唱团，但后来我在那里一唱就是四年。没有不可能的事。大学毕业后，我搬来了纳什维尔，我以为我肯定学不会弹吉他。现在我已经能弹好几首曲子了。这种不可能但我最终做到了的事情多得难以计数。我猜测你肯定也做到过许多类似的事。

"不可能"往往只是根植在我们脑海中的一个概念。只要我们觉得某件事情不可能，它就变得不可能了。我们被自己的想法束缚手脚，就像一个我最喜欢的寓言说的：

> 一头小象被拴在小树上，小象不够强壮，没有挣脱的力量。一次次努力，一次次失败，最终小象放弃了挣扎。几年之后，还是这头象，如果被拴在小树上，哪怕已经成年的大象拔出小树轻而易举，它却连试都不会试。对一头小象来说，挣脱束缚是不可能的。但对一头成年的大象来说，挣脱束缚则很有可能。

不要做那头小象。不要让过去定义当下。

也许你已经因为进食障碍接受过很多次治疗了。也许你曾经历一次又一次的复发。又或许，你康复到一个过得去的水平，但觉得自己不可能真正自由。如果上述这些状况你曾经有过，不论是两年前、两周前、两天前，甚至两小时前都无妨。那是当时，这是现在。

也许当时你还不够强大。但可能现在你已经足够强大了。曾经不可能的事，现在也许会变得很有可能。

去挑战不可能。

站起来

"跌倒七次，就站起来八次。"如果你参加过我的讲座，读过我的"Ed 狙击手"剪报，或者访问过我的聚友网[1]或者脸书网站，你就会知道这条日文谚语。我之所以经常使用这条谚语，是因为在为了自由和 Ed 战斗的过程中，我跌倒过很多次。在离开 Ed 之后，我依然会因为生活中的事情跌倒。今天我之所以能够过上幸福的生活，不是因为我不会再跌倒，而是因为每次跌倒后，我都能重新站起来。我跌倒的次数绝对多于七次，所以我肯定爬起来过不止八次。

只要我们永远都能站起来，就无所谓 Ed 或者生活击倒我们多少次，也无所谓每次我们摔得多狠。关键在于，每一次我们都要站起来。只有当我们停止努力的时候，挫折才会变为失败。当我们想要放弃的时候，我们似乎找不到帮助。但要记住，我们永远不会找不到希望。找到并抓住

---

[1] 即MySpace社交网站。——译者注

希望，永远能激励我继续努力。

我经常会在和别人的交流中找到希望。给我这种希望的，不仅有正在和进食障碍抗争的人，还有与成瘾斗争的人，以及从虐待、癌症和伤心欲绝的事情中幸存下来的人们。此外，希望还蕴藏在我的激情里，蕴藏在我对未来的梦想之中。在祷告的时候我也能感受到希望。

真切的希望，加上切实的行动，是我屡次脱离困境的法宝。

但只有希望、没有行动，从来没能让我渡过难关。换句话说，只是坐在那里希望着情况好转，不能帮助我们在跌倒之后重新站起来。只有当你把希望作为前进的武器，希望才能赋予你力量。心怀希望，付诸行动，才能够把你从地上拉起八次，或者更多。

你们也许会问（有人这样问过我），为什么跌倒七次，会需要站起来八次？我的答案是：设想你一开始是躺在地上的。

不论你从何处开始，不论你跌倒过几次，只管再站起来就是了！

行动起来：有效的方法

康复过程中，我们都会跌倒。但我们必须找到办法，减少我们在康复之路上跌倒的次数。对我来说，防止复发最有效的工具之一是一张简单的表格，名为"有效的方法"。我会把自己在过去防止复发的努力中被证实有效的策略或者小技巧记到表格里。这些有效的方法不是我以为有效的，而是我在实践中发现有效的。几年以来，我已经记了很多张表格。以下是其中一张里的几个实例：

1. 致电某人，线下见面。不要只在电话里交谈。

2. 承诺在暴食前，先把你的感觉在日记本里写下来。（如果真这么做了，可能你反而会放弃暴食的想法。）

3. 从胸腔底部运气发声，让身体里的能量运转起来。感受全身的震动。

做出你自己的表格，记录"有效的方法"。注意，只能记录先前曾经起过作用的方法。

我把自己的表格放在了日记本的最后几页，因为在记下日常内容的时候，我会在表格上随时添加条目。把你的表格也记录在能够经常看到的位置。当你遇到困难时，浏览一下自己的表格，找到避免复发的办法。如果做到了这些之后还是跌倒了，那你也知道接下来该怎样做，就是要重新站起来！

不留退路

　　我没有制订过任何备用计划，因为我决意一定要从进食障碍中康复。的确，在和 Ed 抗争时，有时我会觉得很无助。比尔·道尔是我的同事，他的女儿也曾经患有进食障碍。正如比尔曾经说过的："不要将无助与无望混同。"我一直秉持着希望，而且到最后，我不会接受除了彻底康复之外的任何结果。

　　如果你想要和 Ed 彻底分离，想要掌控自己的生活，那就不要制订任何备用的计划。不要给自己留退路。要作出百分之百的承诺来争取完全的康复，不要满足于弱化版本的康复。

　　一种弱化版本的康复是，生活正常运转，但是 Ed 依然如影随形，持续影响着你的行为。例如不想照镜子、害怕去餐馆，以及对卡路里斤斤计较。不要满足于所谓"正常运转"，不要让 Ed 的影响挥之不去。另一种版本是，照镜子没问题，去餐厅没问题，也不关注卡路里，问题在于还是一直活得很痛苦。我知道许多弱化版本的康复，因为我都曾亲身经历过。当我告诉你还有比这种版本的康复更加完全、更加彻底的康复时，请你相信我。超越它，达到彻底康复，要在没有 Ed 的生活中找到真正的快乐。

一条我们需要遵从的原则是：为了完全康复不惜一切代价。这里的代价因人而异。你要找到自己的康复之路，并且找到能够一路支持你的人。

在你前进的同时，不要忘了你的激情和梦想。反正 Ed 是不会忘的，他会不遗余力地抢走你的激情和梦想，不要让他得逞。而且，涉及梦想的时候，也不要制订备用计划。创造你自己的人生，自己的工作吧。这是多么陌生又多么令人兴奋的理念啊！

当我决定要写下《与进食障碍分手》的时候，我没有想如果找不到出版商的话该怎么办。我决定在有人关注之前，坚持把那本书写下去。我不知道写成一本书需要多长时间，也许是两个月、两年，也许要二十年或者两个世纪，但我已经走上了这条写作的赛道。（如果需要花两个世纪才能写成，我就不能亲眼看到这本书出版了。）关键在于，我没留任何退路。有时我会感到无助，但我一直抱有希望。在从 Ed 中康复，经历过那些极度无助的体验之后，找出版商的过程显得简单多了。我将之前耗费在进食障碍上的精力倾注到写作以及其他的目标中去。（显然，这些精力是巨量的。）我让自己被相信我和支持我的人环绕。

如果你想成为作家，那就去写作；想成为演员，那就去表演；想进入银行业，那去银行工作就是了。有一句福特[1]说过的话我很喜欢："不论你觉得自己能成功，还是不能成功，你往往都能猜对。"所以，要觉得自己能成功。康复之后，一切皆有可能。你要做的就是为追寻人生的目标作必要的准备。也许你需要去图书馆，需要在网络上做研究，或者需要参加某个工作坊。也许你想要变成更好的妈妈、更好的爸爸或者更好的姐妹、更好的兄弟。那就在这上面倾注精力吧。多跟那些能为你赋能、支持你的人连结。越是投入自己的生活，你也就离 Ed 越远。不要给生活制订后备计划，就活在当下。

我承认，对于某些事情来说后备计划是有用的。如果举办室外婚礼时突然下起了雨，若是有后备计划，宾客就能免于淋雨。但对于你内心的那场婚礼，既然要和自己的身体、心智、灵魂结婚，也就不需要因为天气原因制订后备计划了。万一真的下雨，那就走到雨中去。叫上别人一起在雨中起舞。

要相信上帝。也要相信你自己。让亲人朋友成为你的后盾。他们才是你唯一需要的后备。

立刻出发吧，开始行动！出发！

---

[1] 即亨利·福特，美国汽车工程师与企业家，福特汽车公司建立者。——译者注

快乐是可以的
It's Ok to Be Happy

词曲　珍妮·谢弗（Jenni Schaefer）
　　　戴夫·伯格（Dave Berg）
　　　乔治娅·米德尔曼（Georgia Middleman）

等我减掉十斤

接着再减五斤

等我的身材终于变成六码

最好再变成四码

等我留的长发

长到我想要的位置

等我望向镜中

喜欢镜子里的样子

也许那时，也许那时，也许那时我就会快乐了

等我买了大房子

然后还还完了贷款

等我得到了那份工作

有了安全的保障

等我跟完美的恋人

一起坠入爱河

我就能长出一口气

将我的生活开启

也许那时，也许那时，也许那时我就会快乐了

合唱：

曾经，我就是这样想的，我就是这样活的

等着这个，等着那个，等啊等

无论走到哪里，我都等不到快乐

享受生活的旅程就好

无论生活抛给我什么

快乐都是可以的，可以的，可以的

变化不知在何时发生

就在不知不觉中发生

可能因为我受够了

生活在一片虚空之中

于是我拿出信任

于是我抓住信念

当信任和信念相遇

我就走到了这里

在这里，快乐是可以的

合唱：

如今，我就是这样想的，我就是这样活的

我不再等着这个，等着那个，等啊等

无论走到哪里，我都等不到快乐

享受生活的旅程就好

无论生活抛给我什么

快乐都是可以的，可以的，可以的

可以的，可以的，可以的……

桥段：

不再杞人忧天

现在就要快乐

在一切的疯狂面前

无忧无虑也无妨

合唱：

如今，我就是这样想的，我就是这样活的

我不再等着这个，等着那个，等啊等

在这美丽的乱麻中，尽我所能就是

享受生活旅程就好

无论生活抛给我什么

我都会通通接受

可以的，可以的，快乐是可以的

"It's Okay to Be Happy" written by Jenni Schaefer, Dave Berg, and Georgia Middleman. © 2009 Hello Me Music (BMI)/Spirit Two Nashville (ASCAP)/Stupid Boy Music (ASCAP)/ Middle Girl Music (ASCAP). All rights reserved. International copyright secured. Used by permission. All rights on behalf of Spirit Catalogue Holdings, S.à.r.l. administered by Spirit Two Nashville (ASCAP)/Stupid Boy Music (ASCAP) administered by Spirit Two Nashville (ASCAP).

欣赏珍妮、戴夫和乔治娅的音乐，请访问：

jennischaefer.com/music

daveberg.com

georgiamiddleman.com

相关资源

英文版原著相关资源

以下仅列出国外进食障碍相关的一小部分资源，更多资源请访问：jennischaefer.com。

相关资源的简介突出了各个组织的特色，更多信息请访问其官方网站。

组织机构

进食障碍学会（Academy for Eating Disorders，AED）

网址：aedweb.org

联系电话：（+1）703-234-4079

进食障碍学会是全球的进食障碍专业协会，致力于进食障碍的研究、教育、治疗和预防。

战胜进食障碍（Beating Eating Disorders，BEAT）

网址：beateatingdisorders.org.uk

总部热线：（+44）0300-123-3355

帮助热线：

英格兰：（+44）0808-801-0677

苏格兰：（+44）0808-801-0432

威尔士：（+44）0808-801-0433

北爱尔兰：（+44）0808-801-0434

位于英国的慈善协会，致力于帮助进食障碍患者及家属。

蝴蝶基金（Butterfly Foundation）

网址：thebutterflyfoundation.org.au

为澳大利亚的进食障碍者提供支持。

进食障碍匿名互助协会（Eating Disorders Anonymous，EDA）

网址：eatingdisordersanonymous.org

提供关于免费"十二步"互助会的信息，重点在于平衡而不是禁欲。

进食障碍联合会（Eating Disorders Coalition，EDC）

网址：eatingdisorderscoalition.org

联系电话：（+1）202-543-9570

致力于通过院外活动日等活动，推动美国联邦政府将进食障碍视为公共卫生优先事项。

Gürze-Salucore 进食障碍资源目录（Gürze-Salucore Eating Disorders Resource Catalogue）

网址：edcatalogue.com

以进食障碍专家的播客和文章为特色。

国际进食障碍专业协会（International Association of Eating Disorders Professionals，iaedp）

网址：iaedp.com

联系电话：（＋1）800-800-8126

提供关于进食障碍专业人员的教育、培训和认证。

美国国家神经性厌食和相关障碍协会（National Association of Anorexia Nervosa and Associated Disorders, ANAD）

网址：anad.org

联系电话：（＋1）888-375-7767

全球进食障碍公益团体赞助者。

美国国家进食障碍协会（National Eating Disorders Association，NEDA）

网址：nationaleatingdisorders.org

帮助热线：（＋1）800-931-2237

每年二月赞助发起全国进食障碍宣传周。

加拿大国家进食障碍信息中心（National Eating Disorder Information Centre，NEDIC）

网址：nedic.ca

帮助热线：（+1）866-633-4220

加拿大网站，提供进食障碍和体重问题相关信息。

HEAL 项目（Project HEAL）

网址：theprojectheal.org

为治疗提供经济支持、同辈支持，等等。

珍妮作品的相关网站

主站网址

网址：jennischaefer.com

内容为与进食障碍、创伤及 PTSD 相关的康复工具、视频、文章等。添加珍妮的邮箱，可获得活动和书籍的更新信息。

阈下厌食书稿（Almost Anorexic Book）

网址：jennischaefer.com/books/almost-anorexic/

为那些尚不满足进食障碍诊断，但存在明显进食问题的人士提供相关关键信息；作者为珍妮和詹妮弗·J. 托马斯博士。

康复小店（Recovered.® Store）

网址：recoveredstore.com

提供作者签名的书籍、音乐等。

Ed 首饰铺

网址：sarah-kate.com

提供 Ed 相关定制首饰，旨在提升进食障碍的公众认知。

社交媒体

Instagram：@Jenni_Schaefer

Facebook：@LifeWithoutEd

Twitter：@JenniSchaefer

LinkedIn：linkedin.com/in/jennischaefer

Pinterest：pinterest.com/jennischaefertx

YouTube：youtube.com/user/jennilynns

国内相关资源[1]

有进食障碍专业诊疗资源的医院

北京大学第六医院

提供专业门诊、住院治疗和康复俱乐部活动（由家

---

[1] 为方便中文版读者获得支持与帮助，在英文版原著中"相关资源"的基础上，我们额外列出国内的专业医疗机构和相关组织。——译者注

长志愿者和康复志愿者组织，包括线上和线下方式——读书会、康复分享会、照料者应对技能工作坊、家庭联盟等）。

北京安定医院

提供专业门诊、住院治疗。

上海市精神卫生中心

提供专业门诊、住院治疗。

大连市第七人民医院

提供专业门诊、住院治疗。

长春市第六医院

提供专业门诊、住院治疗

南京脑科医院

提供专业门诊、住院治疗

郑州大学第一附属医院

提供专业门诊、住院治疗

哈尔滨市第一专科医院

提供专业门诊、住院治疗

青岛大学附属妇女儿童医院

提供专业门诊。

青岛市精神卫生中心

提供专业门诊。

苏州大学附属第一医院

提供专业门诊。

进食障碍相关的微信公众号

进食障碍康复

一滴

伊的心理

FC 家庭联盟

SMHC 进食障碍诊治中心

乐康慧爱

进食心理工作坊

嗜食者匿名会

进食障碍患者自助团体

书评一

汲取你需要的力量

在 2013 年，当我下定决心走出贪食症时，我开始寻找进食障碍相关的自助书籍，珍妮·谢弗的《与进食障碍分手》是我读的第一本进食障碍相关的书。在那段灰暗的时光里，珍妮的经历和她诙谐真诚的语气，减轻了我的孤独感，也带给了我康复的启发和希望。时隔 9 年，读到《与进食障碍分手后的生活》的我，已维持了多年的康复，并成为了一名心理咨询师，专注服务有进食困扰的人。作为病友和心理工作者，我对珍妮、译者和出版社都心怀感激，一方面是因为她的书曾帮助了我个人，另一方面是因为我深知国内的进食障碍资源紧缺，能有条件接受系统和专业治疗的患者只是整个群体中的少数，珍妮的书能让更多病友得到康复的滋养，因而弥足珍贵。

在这本新书中，我能看到在经历了多年的努力后，珍妮变得更睿智，对康复有了更深的思考，她的生活也变得比之前更开阔、更充实（对此我非常感同身受！没有了进食障碍，我的世界宽阔了很多很多）。我也欣赏她在分享个人层面的生活变化之外，也谈到了社会文化对身体意象的影响。

珍妮在书中讨论了"在康复中"和"已经康复"这两种自我描述对她个人的意义，她认为在现在这个阶段，"已经康复"对她来说更有力量，并选择用后者来描述自己当下的状态。而对我个人来说，我更乐意认为余生我都是在"在康复中"，这个表达是我不断提醒自己要践行自我关爱、促进个人成长的一种工具。正如珍妮在书中提到的，最关键的是看哪个表达对你最有用。不管黑猫白猫，捉到老鼠的就是好猫。

我在一滴后台看到，一滴的常读用户中，略多于一半的人是来自非一、二线城市。这意味着，很多渴求康复的进食障碍患者居住于精神卫生资源非常稀缺的地方，要获得进食障碍的专业治疗资源不容易。如果你或你关爱的人难以得到专业人士的帮助，千万不要灰心，也不要认为康复就没有希望。多多阅读自助书籍，并践行你在书中学到的康复方法，也可能实现康复。此外，国内也有"十二步"的线上会议，这是免费的资源，你可以考虑尝试"十二步"的会议。

我衷心地祝福每一位受进食障碍之苦的人，都能够走出进食障碍，如同珍妮一样获得新生。

何一，"一滴"微信公众号创始人

书评二

有关康复的答案

在有幸收到邀请给本书中文版写患者书评的时候，我正纠结于这样的问题："怎样的我才算是康复了呢？"我在康复的路途上已经走过了五个年头，生活的面貌同从前相比可以说是有了翻天覆地的变化。我找到了新的生活目标，并且正为之努力，曾经如影随形的悲伤与空洞，现在我甚至都不太记得它们的模样了。而进食障碍的行为却不时出现，好像在提醒我"你还没有康复"。我也经常能听到患有进食障碍的伙伴们问："进食障碍真的能好吗？"

我想珍妮的故事正是我们需要的，她不仅为康复是否可能给出了肯定的答案，还告诉大家找回自己、拥抱新生活是可能的。最重要的是她坦诚地展示了自己是如何行动的。对于处于同样问题中的人，她的故事是一个付出有效行动的优秀示范。

本书同珍妮的上一本书《与进食障碍分手》一样，每节篇幅都不长，用口语化的方式记录了珍妮在康复和生活中的小故事和重要时刻。

与上一本书不同的是，本书聚焦在已经从进食障碍中康复的珍妮为了迎接新生活、拥抱作为健康的人的新身份，所做的思考和行动。本书分为 7 个部分，讲述了珍妮从远离 Ed 开始展望生活，到探索了解自己，再到发展人际关系，最后找回自己拥抱生活的过程。

这些小故事非常的细致、真实，甚至有的章节在我这个还没有完全摆脱进食障碍的人读来，有些不适。我不得不先放下书，从这些必须直面的生活真相中喘口气。也是这些时刻，让我有机会以新的视角来思考是什么阻碍了我的康复，在哪些时候 Ed 可能会趁虚而入，我能做些什么。

这些问题思考起来是困难的，甚至是痛苦的，有时越想得到一个答案，那个答案就越不可触及。那么，珍妮是如何面对的呢？

"时间和耐心，这两个词语贯穿全书始终。所谓康复就是这样一个过程。当我谈到从进食障碍中康复时，时间的计算不是按月计数，而是按年计数。"

我深以为然。

书中我非常喜欢的一点是珍妮辩证中正的态度，在很多地方珍妮提到觉察自己完美主义的倾向，尽力做到不走极端。这一点也帮助我在读本书时能有效地获取对我有帮助的部分。

我患有神经性贪食，这和珍妮所患的进食障碍类型不一样。我也并没有把进食障碍看作是一个具象的人，像珍妮一样给它取个名字。在我的康复过程中也没有太多与灵性有关的经历。但正如珍妮多次在书中提到的，用什么方式看待、描述它们并不重要，只要适合自己就好。这样的态度让我在阅读中放下评判，去寻找书中令我感同身受的部分，在这些部分思考学习。

珍妮经常提到她的治疗团队和家人。她能获得来自医生、咨询师、营养师以及患者团体的支持，她的家人能够在即使不完全理解她的感受的情况下和她站在一起。每每读到这些地方，都让我十分羡慕。我想很多患者都可能有过类似的感受，家人、朋友不理解我在面对什么，自己也找不到可靠的资源，或者因为种种限制不能就医。这样看珍妮无疑是幸运的。

但我想这并不意味着没有这些资源帮助的朋友就不能从她的经历中学到些什么。正如书中所传达的，每个人都有适合自己的康复方法。我们可以寻找适合自己的康复资源，组建自己的支持系统。

这一点至关重要，有的时候又觉得这有些不公平，进食障碍的康复竟然需要深处痛苦中的、饱受困扰的那个人付出最大的努力把自己拉出来。但这恐怕是我们要接受的事实，决定要自己做出，有效的行动也要自己去执行。我深知其中艰辛，说康复的征程是充满"血与泪"的并不算夸张，可这不意味着大家要把自己逼到只能前进的路上。因为康复的路途是旷野，生活是旷野而不是赛道，累了的时候完全可以可以停一停休息一下。"但千万不要逃避生活，要跳进生活中去。"

回到开头我的问题上："怎样的我才算是康复了呢？"读了这本书我得到了怎样的答案呢？其实我并没有得到答案。我收获的是与 Ed 分离的动力与决心，以及去践行、探索属于自己的美好生活的方法。我相信，在未来生活的行动与实践中的某一刻，我能够说出："我已经康复了，当下就是我想要的生活。"

Alex，进食障碍康复志愿者，
"进食障碍患者自助团体"微信公众号创始人之一